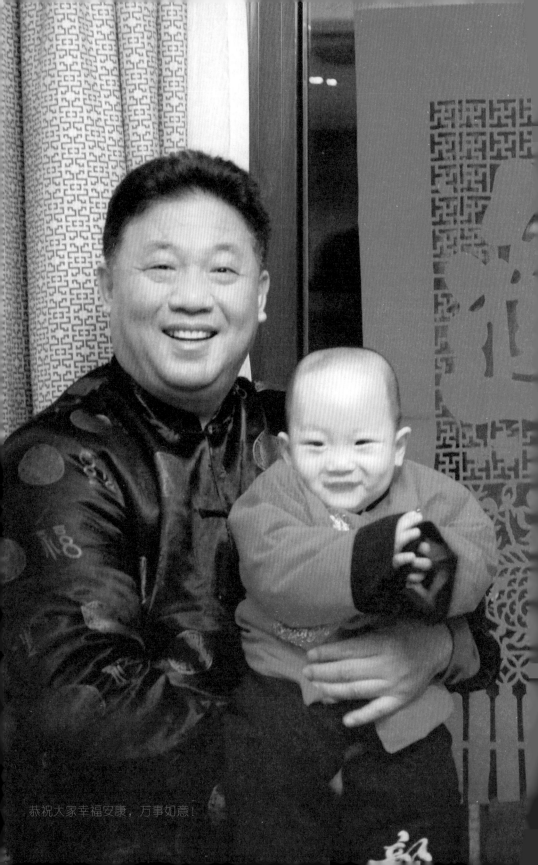

恭祝大家幸福安康，万事如意！

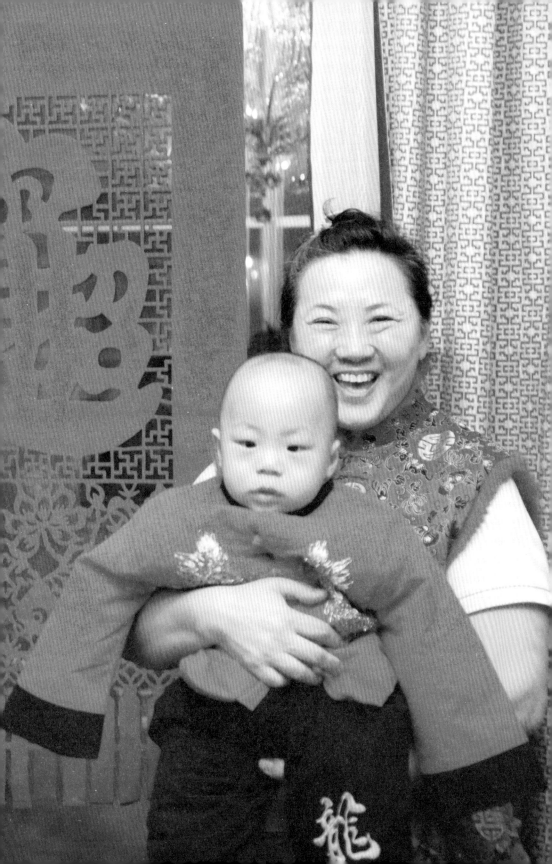

王淳 著

我的特殊月子

清华大学出版社
北京

图书在版编目（CIP）数据

我的特殊月子 / 王淳著. -- 北京：清华大学出版社，2015

ISBN 978-7-302-38768-8

Ⅰ.①我… Ⅱ.①王… Ⅲ.①试管婴儿 – 基本知识② 妊娠期 – 妇幼保健 – 基本知识③产褥期 – 妇幼保健 – 基本知识 Ⅳ.①R321-33②R715.3

中国版本图书馆CIP数据核字（2014）第286716号

责任编辑：刘美玉　王如月
封面设计：郭宏观
责任校对：王荣静
责任印制：杨　艳

出版发行：清华大学出版社
　　　　　网　　　址：http://www.tup.com.cn，http://www.wqbook.com
　　　　　地　　　址：北京清华大学学研大厦A座　　　邮　　　编：100084
　　　　　社 总 机：010-62770175　　　　　邮　　　购：010-62786544
　　　　　投稿与读者服务：010-62776969，c-service@tup.tsinghua.edu.cn
　　　　　质 量 反 馈：010-62772015，zhiliang@tup.tsinghua.edu.cn
印 装 者：北京嘉实印刷有限公司
经　　　销：全国新华书店
开　　　本：160mm×230mm　　印　　张：14.5　　字　　数：191千字
版　　　次：2015年4月第1版　　印　　次：2015年4月第1次印刷
印　　　数：1～8000
定　　　价：39.80元

产品编号：060286-01

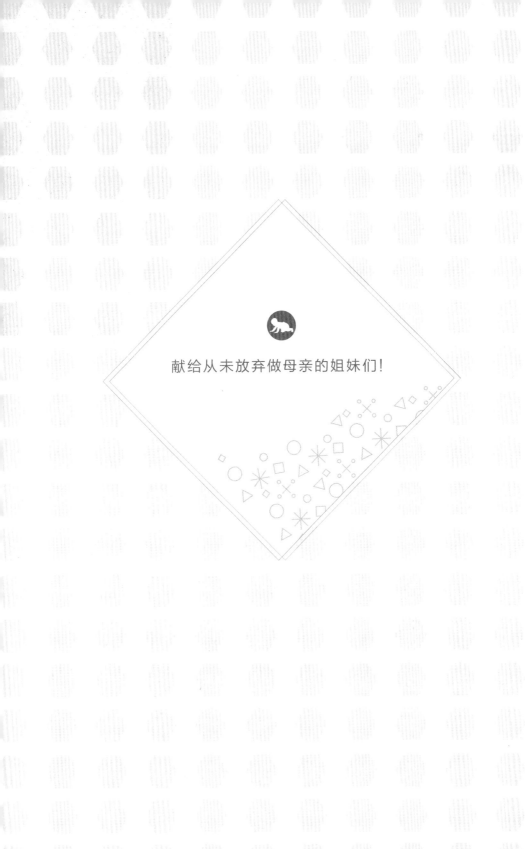

献给从未放弃做母亲的姐妹们！

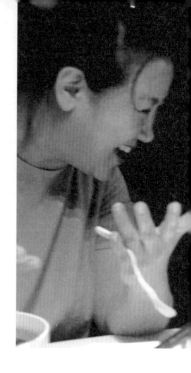

不一样的幸福

王 淳

走过的40多年，我是幸福的，因为我的家人，我的事业，我的伴侣，我感觉处处皆有小幸福。即使经常出差，曾经驻外，奔波于职场，我把那些都看作是成就幸福的途径，于是努力，于是拼搏，在过程中感受成长，这种幸福的滋味是甘甜的。

我觉得一直过着那样的生活，一辈子，也不错。

当然，那是在我没有体味过现在的生活而下的结论。

三年前，我开始尝试试管婴儿，可惜多番失败，我便将注意力转移到工作之中，还有很多事能填补求子未得的伤痛和缺口。不在悲伤中驻足，我认为这也是幸福，人生或许不完整、不完美，却丝毫不能阻拦一个人去拥有幸福。所以女人要有一颗强大的内心。如果我没有继续尝试，又或者读过这本书的你在屡战屡败后，也千万不要因此而抹杀自己人生中所有值得庆幸和感到幸福的痕迹。

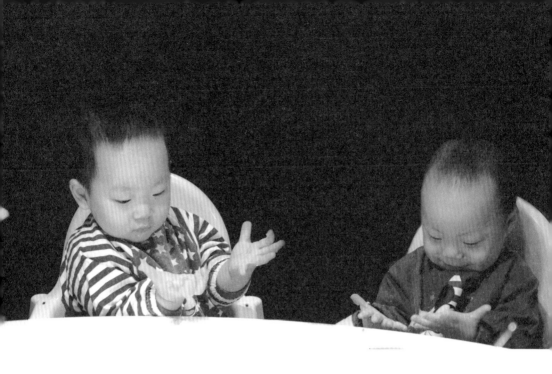

　　不知是老天爷的怜悯，还是自己的孜孜不倦，我终于在2012年一举求得二子，于是有了这本书所述的300多个日子里的故事。各种艰辛与困难，一次又一次的思想包袱、精神负担甚至身体的疼痛，若不火力全开，若不严阵以待，若不乐观面对，不可能走到今天。许多小事还历历在目，许多惊心动魄的场景还像黑胶片的电影一样偶尔在我脑海里闪现。然而，只要看着我可爱的宝宝们，我就觉得过往种种，都是幸福。

　　孩子们的一颦一笑，丈夫的温言软语，家人的呵护疼爱，医护人员的悉心治疗，同事朋友的真切关心，社会的热烈关注……都令我感动万分。所以，哪怕是曾经怨怼过的，此刻都显得弥足珍贵，是它们一点一点淬炼了我的幸福，令我更懂得珍惜，更懂得领悟。

　　幸福有很多种模样，我的和你的或许不一样，关键在于自己，去体味，去享受。■

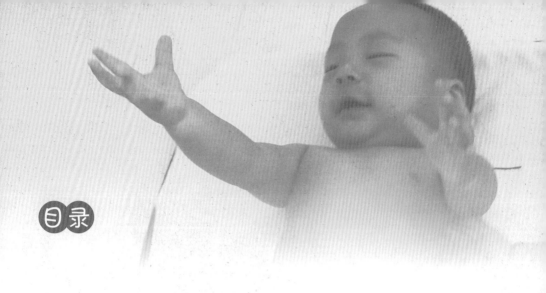

目录

第一章
试管婴儿——爱的奇迹

年过四十，试管婴儿成为我最后一根救命的稻草。嘲笑，拒绝，打击，希望，绝望，困惑，无奈交织而来，我从未像现在这样惶恐不安，也从未像现在这样坚定勇敢。终于，所有的痛楚、焦虑和付出，换来了最美好的回报——2012年的春天，47岁的我，在这个所有人都说不可能的年纪里，等到了天使的降临……

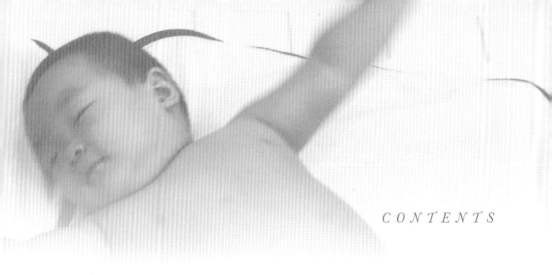

CONTENTS

第二章
孕之初——惊险艰难的头仨月

所有过去认为最最重要、无法割舍的东西，现在于我却如同浮云。我终于明白，这世间没有任何事、任何东西，可以与孩子的平安健康等价。只是，这看似最简单的愿望，却变成了遥不可及的奢望……

第三章
孕中期——好运连连，渐入佳境

没了过去的风度，没了曼妙的身姿，没了最美的容颜，但是，又有什么关系呢？你们的安然存在就是我这一生赢得最漂亮的一场赌局。我有了你们，有了另一个角色，你们给了我无与伦比的准妈妈的美丽，给了我从未体验过的幸福感，也给了我数不尽的好运气……

第四章
保胎——这是一场艰苦的持久战

过去那个连打针都怕得要命的我，如今已变得无比坚强。任何困难都不能让我停下脚步，哪怕地动山摇。明明知道前方是最痛苦的陷阱，我还是会义无反顾，勇往直前，承受这一切痛苦与磨难，只求上苍，让你们在我温暖的子宫里，多待一天，再多待一天……

第五章

孕晚期——惊心动魄的等待

尽管我已经尽了最大努力，想让你们像其他宝宝一样瓜熟蒂落，可你们出生的日子终究还是提前了。躺在手术台上的我，一次又一次在脑海里想象着你们的模样，一次又一次修改见到你们时我想对你们说的第一句话，可是，事情却永远无法按照我们希望的轨迹发展……

第六章
宝宝驾到——我的特殊月子

我无法形容见到你们那一刻内心汹涌的情感，也无法描述你们的降临对我来说是多么大的恩赐。可我清楚地知道，有了你们，我的世界打开了另一扇门，即使闭着双眼，我也能感受到温暖和煦的阳光笼罩着全身……所谓幸福，就是此时此刻。

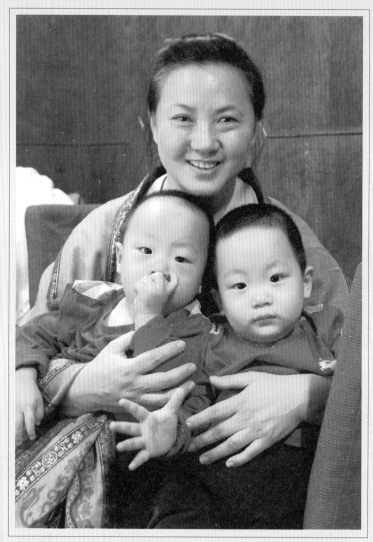

我的特殊月子

第一章
Chapter one

试管婴儿——爱的奇迹

　　年轻时，我有太多梦想，太多欲望，我无所畏惧，我甚至以为世间一切尽在我掌控，只要我想，没什么不可能。

　　而生活待我也不薄，我似乎拥有了一切——爱我的丈夫、成功的事业……可是，随着青春远去，我终于发现，有一件事，始终是我竭尽所能也无法掌控的。是的，没有你，我的孩子，生活还是有点儿不完美。那心底隐隐的遗憾，终于日复一日变得强烈，渗入我的血脉，刻进我的骨髓。

　　到了这个年龄，试管婴儿成为我最后一根救命的稻草。嘲笑、拒绝、打击、希望、绝望、困惑、无奈交织而来，我从未像现在这样惶恐不安，也从未像现在这样坚定勇敢。终于，所有的痛楚、焦虑和付出，换来了最美好的回报——2012年的春天，47岁的我，在这个所有人都说不可能的年纪里，等到了天使的降临……

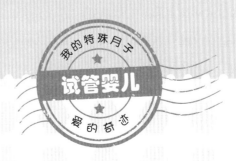

我的特殊月子

试管婴儿

爱的奇迹

我，终于怀孕啦

北京五月的夜，带着些微的凉，我和丈夫躺在床上，像一对情窦初开的少年，手牵着手。

听着丈夫不均匀的呼吸声，即使我们不说话，我也知道，他没睡。要知道这一天，我们等了20多年！

大学毕业后不久，我们俩便携手创业。人家是打虎亲兄弟，上阵父子兵，我们是创业路上夫妻档。这一路走来，凭着韧性和默契，我们战胜一个个艰难险阻，渡过一道道难关，公司也实现了一步步跨越。一转眼，20多年过去了……

最近几年，我们想要孩子了，四处求医，偏偏年近半百，屡受打击。风雨求子路上彼此的陪伴便更显得弥足珍贵。如果这次再不成功……前一夜丈夫还在宽慰我，如果再不成功，咱们就回到从前的生活，两个人的世界，也很不错啊！

事实上，我根本不愿去做任何失败的臆想……直到那一天到来。

植入受精卵的第九天，也就是出结果的日子。丈夫因早就答应出席北京师范大学国家彩票发展研究院成立大会，无法陪我前往医院例行检查，但他临行前反复叮嘱我，一有结果立即告诉他。我不但没有丝毫抱怨，反而觉得是个好兆头——成立不正代表着新生嘛！

这天我起得很早，严格按照医生的要求——空腹。在朋友家儿子甜甜的护送下，我到了医院，一成不变地抽血，等待。我太熟悉这惊心动魄的等待过程了。因为我曾经不止一次满怀希望地等待，结果却扑了个空。为摆脱这种不安的情绪，我索性掏出手机，为第一视频写写发展建议。

一个多小时不知不觉就过去了，终于轮到我进诊室听医生判决了。医生面带微笑，淡定的声音中听不出半点情绪。我愈发紧张，心不由得怦怦跳。她终于公布了结果："你怀孕了，HCG血值144。"她语调和缓，语气平静。而我，心都要跳出来了。我要飞！我要跳！我要大笑！我恨不得冲出门去告诉所有人：我怀孕啦！但理智告诉我：不能动！连快走都不行。

心在热滚，双脚却只得一动不动站着，巨大的喜悦冲击波，被更强大的叫作理性的东西压抑着。我被这两股力量拉扯着，几乎要分裂了。为了宝宝的安全，我忍住了。"谢谢！"我感激地看着医生，千言万语汇成两个字。医生告诉我下次来的时间，我牢记在心了。

我怀孕了！我终于怀上了！

我兴奋地不知如何是好，想要把这个喜讯告诉所有人，包括走廊里那些不认识的人，告诉他们，我终于怀上孩子了！

由于将近午饭时间，出了诊室，人很少，只有前台护士。我不由分说地抓住她们，笑着说："我怀孕啦！"我甚至能听到自己兴奋得有些发抖的声音："医生说144，怀上啦！"护士被我感染得也跟着笑开了花，却还说我："太好啦，看你，笑得脸都开花啦。"

冷静不到一秒，我便迫不及待地发短信告诉丈夫这则特大喜讯。因为是甜甜送我来的，所以我还要打电话把这个好消息告诉甜甜爸妈，免得他们担心。

打完电话好一会儿，丈夫的短信才回过来，就三个字：太好啦！然而他内心的激动与澎湃，我却好似一览无余。三个字：太好啦！把万语千言都妥帖地放进了我的心底，这足够慰藉我们苦守多年的心灵了。我捏了下自己的胳膊，有痛感，这时我胸中一块石头才落了地。

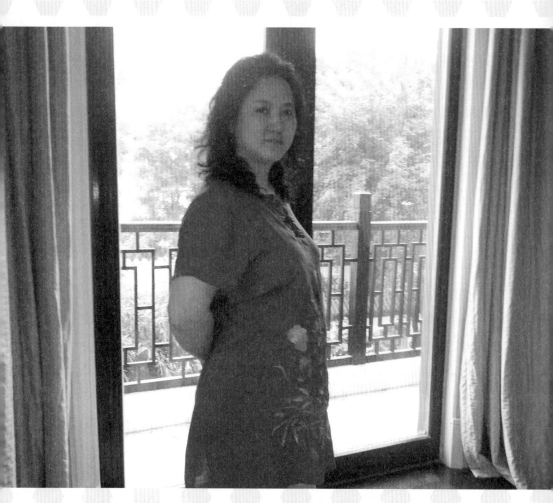

↑　确定已怀孕3周@2012年6月3日植入后第2周第11天

甜甜取车的当口，我拿着手机翻看通讯录，点进去，退出来，再点进去，再退出来。拇指一次次悬在电话号码上方……却被理智拉回来。怀孕的路还很艰辛，此时告知天下，恐怕一切尚早。

我重新打开丈夫发来的短信，看着那三个字：太好啦！明明是我告诉他的讯息，可是此刻，我却有种莫名其妙的感觉：似乎看着他的回复我才能确定，这一切都是真的。

回家的路上，我如同来时一样，躺在副驾座位上，甜甜将车速降到最慢，也就每小时二三十公里。他像保护一件珍贵的瓷器一样保护着我，生怕我磕着碰着。

巧合的是，我们中午到家时正好赶上吃炸酱面。在老家天津乃至整个北方都有这样一个风俗，家里有喜事要吃面，叫作喜面。今天这面并不是特意为我做的，恰好撞上了。我顿时觉得一切都那么应景，真是天意。

晚饭后，丈夫才到家。他第一时间奔向我，在离我两三步远的地方，却突然停住了，端着两只手，问我："确定啦？"我说："嗯，医生说初步确定了。"他兴奋地一边念叨着"太好啦！太好啦！辛苦了"，一边像个孩子似的抱着我的脸亲个不停。

我本来正咧着嘴笑，却感觉眼睛湿了。我攥着丈夫的手，心里感觉好踏实。他叱咤商界手从不哆嗦，现在手心却冒着汗。直到深夜，我真切地感觉到他就躺在我身边，他还攥着我的手，我们那颗心，才算尘埃落定。

最好的年华，给了工作

或许是因为家庭稳定，婚姻美满，没有后顾之忧，或许是因为工作得心应手，总是带给我一个接着一个的惊喜和挑战，不知不觉我把整个青春都放心大胆地投入到了事业上，却忘记了年龄。

直到那一次，一位客户下意识地问我"小孩多大了"，我才发现，我的同龄人已经进入张口闭口谈论小孩的阶段了。也就是从那时起，我开始在朋友聚会上情不自禁地看着别人家的小孩发呆，我渐渐喜欢听亲朋好友讨论他们的孩子，我开始意识到，我恐怕不能理直气壮地面对没有孩子的事实了。

我不喜欢那种感觉，躲闪，绝对不是我的性格！既然确定了想要孩子，就应该去主动争取！只是，这一年，我已经45岁。

我的时间都去哪儿了？我大学本科学医，经人介绍和丈夫相识，毕业两年后便喜结连理。我就职于天津市最好的一家医院，无限风光。20世纪90年代有一份好职业就意味着端上铁饭碗了，而医生在好职业排行榜里当仁不让地占据榜首。走到哪里说我是医生，投来的目光无一例外都是羡慕和尊敬。

可是新婚不久，我就面临抉择：丈夫接到调令要去北京——我要么辞掉工作嫁鸡随鸡，两人在一起；要么留在天津继续当医生，与丈夫两地分居。

我想都没想就毅然选择了前者。那时候真是初生牛犊不怕虎，自视甚高的我向往北京，不想安于现状，所以萌生了改行的念头，而且日益强烈。我最终冲破了所有"枷锁"，如愿以偿改行到一家国企，做起为公司联络政府相关部门的工作。

这份工作与当医生最大的不同就是旁人羡慕和尊敬的目光没有了，取而代之的是，每每人家知道我是学医改行，都会用不解的目光看着我。当时的我可谓一穷二白，没有经验，面对的又是全新领域，套用现在时髦的话说就是一枚"职场小白"。但这些都没有吓退我。我坚信：既然有机会重新选择，那就索性找个自己感兴趣的领域，一切从零开始，岂不更好？！

也许是少年时练体操的经历练就了我强大的意志力和强健的体魄，我在新的工作岗位上勇往直前，不会为任何困难停下脚步。中国有句古话叫作"自助者天助之"，很快我的新工作就打开新局面了。没过多久，我便得到机会到北美驻外，先是加拿大，后是美国。就是在那里，我认识了互联网，它强大的功能令我欲罢不能，兴奋不已！

1998年，我回国创业，开创了中国第一家网上超市——中国华天超市网，向中国网民提供各大超市和商场的购物打折信息，在线预订酒店，发布最新电影信息，甚至还有网上心理咨询等服务。后来人们友好地把它称为中国网上电子商务（B2C）发展的鼻祖。

那时候中国互联网发展方兴未艾，尚处在发展的初级阶段。我再一次全身心地投入到这个全新的领域，每天充实的工作让我忘了自己的年龄，更不要说孩子这档事。

我们的二人世界不乏你侬我侬的小恩爱，事业上更是迎来一个个的新高度。眼看着自己和丈夫共同创办的"第一视频"在香港主板上市，我倍感上天的眷顾。一时间我沉浸在风生水起的事业中，也委身在繁重的工作中。

当我想起要孩子这档事时，我记得最开始只是想想，但如何做，怎么做，一直没想好，然而就在我想来想去的过程中，时间倏地一下就过去了。这时我清醒地意识到，必须把这件事提上议事日程，像我们创业途中必然要面对的绊脚石一样，全力以赴解决它。2007年，我开始这样告诫自己，主动出击，创造机会，这是我的一贯作风。

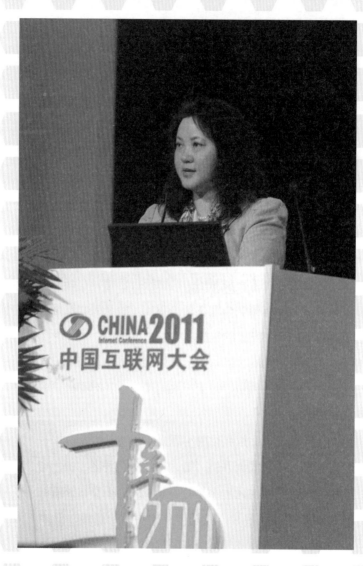

↑　作为第一视频执行总裁,王淳应邀出席2011年第十届中国
互联网大会并作主题演讲

于是，我选择了目的性最强，最直接的方式——试管婴儿。

出乎我意料的是，三言两语，我和丈夫的意见就达成高度一致，也许该要孩子的问题也是他心头的痛，只是不知道如何对我说而已。一如他对我事业上彻头彻尾的支持，要孩子的提议也得到了他的百分百的赞同，他只是略带担忧地问了我一句："这样你会不会太辛苦？"

"再辛苦，也值得！"像是盟誓一般，我这样对丈夫说，同时也是在给自己打气！我相信，我以往的积淀，对养好孩子仍然有用。

再辛苦，也无怨无悔！

所有人都说不可能

得到丈夫的支持后，我们开始四处求医问药，我首先瞄准的便是各大医院的权威名医。我像是寻找救命稻草一般，提着雷达四处搜寻任何一个可能帮上我的人。然而，我并没有求得一颗定心丸。

"怎么这个年纪才要孩子呀？成功率太低，我不建议你做了。"

"你这个年纪，子宫壁比较薄，又没生过孩子，可能没有办法承受，会有子宫破裂的危险，你还是放弃吧。"

"45岁，超过我们的年龄上限了，我没有办法接收，抱歉。"

……

起初，我还能不屑地冷哼：专家也不过如此！都照章办事，专家的价值体现在哪里？！

可是很快，我就因为他们不约而同的拒绝开始黯然神伤——难道我此生就与子无缘了吗？谁来帮帮我……那种绝望在心中升腾的每一个瞬间，我都感觉要比丢掉一个客户、一个订单难过千万倍。绝望与无助在我心中蔓延。我第一次感觉到所有人都"爱莫能助"的惨淡。

丈夫也忧心忡忡，倍感失落，可女人怀孕生子终归是一场需要乘风破浪的单独旅行，没有人能够真正替代。

然而，所有这些都无法打消我要孩子的决心，我甚至钻进牛角尖里，心想医生只是说概率低，不等于绝对不行！概率低除了意味着很难成功外，还意味着：有人成功过！我要试！不试过怎么知道不行呢？我害怕多年后扪心自问，会后悔，会责怪自己当初没尽力！

而且，要做就趁早！很快我就在众多医院中选了一家在这方面最权威，也是中国最早做试管婴儿的医院：首先这家医院有一系列的成功案例，尤其是有特例，有高难度病例；其次有经验丰富、医术权威的医生坐镇，能为我的手术保驾护航；此外，这家医院的医疗设备相对先进，能确保各种检查数据准确，这也令我更加安心。

就这样，我踏上了试管婴儿之路。

尽管医生说我的条件不太乐观，我还是给自己做了不少正面的心理暗示，至少我能让自己乐观地面对接下来的每一个步骤。

然而，第一个步骤就给了我当头一棒，导致我剩余不多的求子时间里又耽误了两年！

我选择的这家三级甲等医院，应该是最专业的医院了。经熟人介绍，我找到那里颇有知名度的一位医生。我们约好上午10：30到，我因为开会迟到了20分钟。所以我一进诊室就赶忙解释迟到原因，医生立即显出很不高兴的样子，严肃地冲我说："你迟到了，外面等着吧，等我把病人看完了你再进来。"

我只好乖乖地在楼道椅子上候诊，直至时钟指向12：30，终于轮到我了。我怀着忐忑的心情走进诊室，刚一坐下，医生就劈头盖脸地说："你这么大了还要孩子？"她看着我病历本上的信息问道："以前生过孩子吗？"我说："没有。""像你这么大已经没有卵子了。"听此，我反驳道："可是我每月都有月经，而且量很正常。"她淡淡地说："那也是无排卵月经。"这个词对于学医出身的我并不陌生，但我从没想到它会和我联系上。我坐在那里，愣愣地，不知该说什么好。

僵持了一会儿，我首先打破沉默："没做任何检查就……"我本想说：没做任何检查就下结论呀！又担心原本已经紧张的气氛被我搞得更糟，加之这个医生是熟人介绍的，可谓是我的救命稻草，于是我硬生生把后半句话咽了回去。

"做个子宫内膜检查吧。"医生看了我一眼，说着迅速开了检查单，告诉我到哪里去缴费预约，我问结果出来还要再来吗，她搪塞地说："可以吧。"

我心里非常不痛快，但还是预约了。我万万没想到，我预约的竟是一次濒死之旅。

当设备探入我的身体时，难忍的疼痛顿时袭来，那是我这一生中最痛苦的经历。一阵阵剧痛使我猛然想起，这是宫腔镜检测。诊床上的我痛苦而无助，医生们机械化的动作、表情和语言，与冷冰冰的检查设备没什么两样，只会让人更加痛苦，更加紧张。

我一边惨叫着，一边不得不继续配合着。那一刻我突然想起了我以前学过的医学知识，医生要把设备通过子宫颈口进到子宫刮去子宫内膜。我从未怀孕生子过，所以子宫颈口很紧，再加上年龄大了激素水平不太高，弹性不足，疼痛难忍是必然的。

此时我眼中一片空白，只剩下满眼恨意。我恨自己，为什么不抽点时间提前看看书，做些心理准备；我恨那医生为什么检查前不告诉我任何关于检查时的情况和检查后会出现的症状及其注意事项。我恨自己太相信那医生。我甚至怀疑：我有必要做这项检查吗？！

结果出来，医生瞟了我一眼，不屑地说："我说吧，你是无排卵月经，希望不大。"我根本不想再听她说话，更不想把自己的小命交到这样的人手里。我起身走出了诊室。头也没回。

找错医生，错过宝贵时间

自从做了那次子宫内膜检查，我之后的生理期，月经出血量很大，经常是只要从座位上站起来，血就喷涌而出，并迅速顺着裤管流到袜子、鞋和地上，就像血崩一样。后来有位医生告诉我，那就是血崩。每当想起我痛苦的生理期，我便怒不可遏。那是我心头永远的痛。

其实，在医生与患者之间，患者往往是弱势的。除却他们身体上的病痛不说，他们患病期间在心理上也是非常脆弱且没有安全感的。大多数患者都对医生有着极大的依赖感，同时又很敬畏。他们就像走进小黑屋里的小孩，不管是否有人来救他出去，但只要打开一扇窗，哪怕透进一束光，对他来说也是一种安慰和希望。而医生的一个微笑，一句安慰或鼓励的话，对于患者来说，就是那束光，那个希望。患者满怀信心，对治疗疾病本身也非常有利，就像孩子成长离不开大人的鼓励一样。

血崩事件给我带来的极大恐惧和心理阴影，令我草草结束了第一次试管婴儿的尝试。

适逢第29届夏季奥林匹克运动会在北京举行。2008年8月8日，举世瞩目的北京奥运会开幕了，第一视频作为本次奥运会互联网界仅有的两家赞助商之一，为北京奥运会提供媒体支持。

这是奥运会第一次在中国举办，中国人百年办奥运的梦想终于实现了，能够参与其中，是第一视频的荣耀，更是挑战。我没有时间也不愿意为这次的创伤扼腕叹息，就投入到紧张的奥运会筹备工作中了。

求子的事就这样被我重新放回到心底最深处，而这一放就是两年。我是个完美主义者，朋友们都说我工作上瘾，一旦钻进去，就不想出来。我常要求员工，既然做事，就要精益求精，发挥出自己的最佳水平，尽力做到最好，否则不如回家休息。我也是这样要求自己的。

　　我就像个陀螺，围绕着工作不停地转啊转。能逼着我停下来的，就只剩下春节了。2011年的春节，我受邀参加一个朋友聚会，其中一位朋友拿着手机给我秀他家宝贝儿子，他的妻子与我年龄相仿。他们采用试管方式，生下了健康宝宝。宝宝可爱的照片，再次燃起了我要孩子的希望。我很简单地认为：既然年龄相仿，她可以，我也一定能行！

　　为此，利用业余时间我还做了一番功课，先是啃书本，我欣喜地了解到试管婴儿作为一项辅助生殖技术在最近几年有了很大的发展，各项技术臻于成熟完善，医务人员的实战经验也在不断丰富。试管婴儿的成功率在世界范围内都在不断提高。目前从原来的0～25%左右已经提高到60%甚至更高的水平。

　　不过女方年龄是试管婴儿一个最大的影响因素。这对我来说是一大不利因素。看起来，事情并不像我想象得那么容易。据说在25岁到35岁的女性

"试管"婴儿的成功率要高于30%～40%的平均水平，有的能达到50%，或者更高一些，但是到了35岁以后成功率逐渐下降，到40岁就只有20%左右，45岁以上基本不再建议手术，成功率可能不高于10%。

我还专程跑了好多家专科医院，听了医生的介绍，我暗忖：对于这个成功率极低的项目，看来我得做好失败的准备。

如此复杂的过程，费用也不菲。国内公立医院试管婴儿一个周期的花销，少则三五万，多则十数万，其中包括男女双方的前期检查，促排卵打针吃药。根据个人身体情况不同，用药也不同，费用自然也就不同，进口药要比国产药价格高。取卵子加培养要花钱，移植也要花钱。整个过程下来至少也要准备五万元。而这只是一个周期。

不管怎样，只要在我能承受的范围内，我都愿意不遗余力地去尝试。尽管对于我这种45岁以上的女性，业内人士不建议再做试管婴儿手术，但我仍有选择地听取他们的意见，并坚信：有志者事竟成。

有志者事竟成！

试管婴儿，第一次尝试

于是我重整旗鼓，再度踏上求子路。这一次，我精挑细选，选定了一家私立医院。服务好，是我的第一要求。其次是有海外背景的医生，毕竟试管婴儿源于国外，他们应该更有经验。

这家私立医院口碑不错。医生依然和颜悦色地告诉我，我受孕的概率很小。但我始终相信数字游戏拗不过信念。我的坚持赢得了医生的支持。他们表示愿意帮助我。为稳妥起见，他们又把我送到最专业的公立医院做诊疗。但不同的是他们负责安排我就医、挂号、打针、取药等事务性的工作，我只需在约定时间和医生见面配合治疗即可，这正符合我不影响工作的想法。

我把这件事当成一个大项目，风风火火地，说干就干。我来到医院的第一件事，仍然是接到手软的各种检查单，B超、验血、查输卵管……

我这时才被告知：右侧输卵管阻塞。医生说这或许是我一直没有自然怀孕的原因。我回想了一下，我20多年前曾得过一次阑尾炎穿孔，可能是手术后造成了黏连，导致右侧输卵管黏连堵塞。

不管怎样，找到了原因，我做试管婴儿的决心更加坚定了。而做试管婴儿，要想获得成功，必须闯过四关。第一关，有成熟的卵子和精子；第二关，受精卵的形成；第三关，有达标的子宫内膜厚度；第四关，受精卵植入后正常成活。

既然决定做，就要做好一切准备。为此我牺牲午休时间几乎每隔一天都要到医生那里报到，促排卵、监测用药对排卵和子宫内膜影响，然后根据情况调整用药，控制到卵子成熟但又不能排出来，做取卵子手术。

终于到了取卵的时间，我一早用清水冲了凉，和丈夫到医院。我们到了护士站，拿了手术服，在病房换好衣服来到大厅。放眼望去，大厅里黑压压全是人，一对对夫妻坐在那里等叫号，被叫到名字的，拿着身份证、户口本和准生证到护士面前验明正身，再到大厅的另一个角落，由专门的护士为其照合影，然后男的留精子，女的回房等植入手术。

这次我选择了无痛取卵。整个过程到底发生了什么，我浑然不觉。我躺上去约莫不到十分钟的工夫，就被轮椅推了出来，送进临时病房。这时卵子和精子早在医生的操控下开始结合，试图形成受精卵。护士叮嘱我要在床上平躺，等结果。

病房外的走廊里，三三两两的人们聚在一起讨论取出了多少个卵子。看表情，有人欢喜有人忧，我听到她们满脸惊恐地讨论着：听说以前一位孕妇取出12个卵泡竟然没有一个形成合格的受精卵，全部付诸东流。

我旁边床的姐妹取了20多个，我想她这次肯定能成功。但我并没有太在意这个数据，因为医生事先已经给我打过"预防针"，成功率的高低取决于卵子的质量和数量。我自信地认为，如果是我，就算只取一个卵子也能成，因为我相信自己的身体是健康的。

结果出来了，一位护士笑容可掬地走过来，走到哪床，宣布哪床的结果。话说这活儿真不好干，形成受精卵的，她就恭喜人家，并告知如何缴费冷冻受精卵和接下来需要办理的手续。但没形成受精卵的，她只有遗憾地告明并鼓励一番。我接到的是肯定的恭喜，这在我意料之中。但我旁边床的姐妹被告知失败了。对她来说，这犹如晴天霹雳。她一直沉默不语，面无表情，我也不知该说些什么安慰她。我办好手续后回到病房，只见空空的大厅里，她独自一人蹲在角落里，无声地啜泣……

周而复始，医院将这些受精卵冷冻起来，积累到一定数量，按就医人的意愿择时植入……在治疗过程中，我的心理状况并非总是尽如人意，但医生总是鼓励我，给我信心。

有一次医生给我讲了一个真实的故事：一位30岁左右的单身女性，母亲撒手人寰，父亲瘫痪在床，靠她照料。最近她发现自己患了癌症。她希望求助医院，把自己的卵子取出来，渴望有朝一日也能生儿育女……听完这个故事，我那不争气的眼泪瞬间涌了出来。和她比起来，我的状况不知要好上多少倍。

这听上去像是电视剧里的桥段，只有经历过的人才明白，真正生活的残酷，远远超出人们的想象。素不相识的妹妹，我希望她能如愿。

只有经历过的人才明白，真正生活的残酷，远远超出人们的想象。

孩子，终于没有如约而至

　　终于到了大日子，植入受精卵，等待它在子宫成功着床。

　　这一天如同取卵一样，我和丈夫双双去了医院。我们掩饰不住兴奋，心想终于闯过了第二关。这次我仍然选择的是无痛手术。在植入之前听医生说，我的受精卵分裂得还不错。我知道负责我的主任医生今天也在手术室，于是心里很踏实。她不仅长得漂亮，医术高超，人也很好，平时给我做检查时，她总是手法很轻，我一点儿也感觉不到疼痛，所以我非常信赖她。

　　换上手术服后，我走进手术室。医生护士个个全副武装，只有眼睛处露出细细的一条缝，我根本分不清谁是谁，想看看我的主任医生在不在，找了一圈，也没认出来。我躺在手术台上，突然一个熟悉而亲切的声音传来，她在，她在，我心里顿时踏实了，像躺在自家床上一样。

　　手术很顺利，护士用轮椅把我推回病房，嘱咐我平躺两小时才可以回家，休息两天就可以上班。我问丈夫："躺这么短时间行吗？"又自嘲："是不是我们自己太当回事啦？"他说："对我们来说是大事，但是对医生和护士来说习以为常，他们已经轻车熟路了。"

　　我特地选了个周五到医院做受精卵植入，这样不会太耽误工作。之后，因为不痛不痒的，也因为护士的淡定，我就像个没事人儿一样，在家躺了两天，便回到工作岗位上了。忙活惯了，我受不了憋在家里不出门，再加上我也没打算八字还没一撇就昭告天下。所以周一一大早，我又精神抖擞地去上班了。

然而，好运并没有接踵而至！胆战心惊地苦等15天之后，我的验血结果出来，医生告诉我说："阴性！"啊？！我不敢相信，不停地问医生："为什么呀？我觉得我身体调理得很好，怎么就没成？"医生的解释我一直在听，但她说了什么，其实我全没听进去，尽管在做之前就做好了最坏的准备。但随着进展的顺利，信心和希望占了上风。阴性的结果实在让我难以相信，其实我明白，更多的是自己不愿意相信。

我甚至天真地问医生："是不是因为我年纪大的缘故，还没反应上来？你们给我的验孕试纸，我还没用，现在已经过了15天，我是不是用它再测测？"医生又跟我解释了许多，我依然没听进去。最后她无奈地说："你也可以试试。"只有这句话我听清楚了。说试就试，也许有奇迹呢！于是心里想着，我的手就下意识地开始在包里翻腾，我终于在角落里找到了那包验孕试纸。测的结果，还是阴性，再测，仍然是阴性。

我跌坐在沙发里，脑子一片空白，突然像想起什么似的，赶紧拿起手机，但又放下，怎么和丈夫说呢？他肯定也和我一样满怀希望。终于，我鼓起勇气拨通电话，电话一接通，丈夫就急切地问我结果，"好像是阴性。"我努力装出轻松的语气，还特意强调了"好像"二字，好让他有个心理准备。

电话那头一阵沉默，我安慰他说："但是我不太相信，是不是搞错啦？我再问问医生。"

好一会儿，丈夫也故作轻松地说："好，可以问问医生还有什么办法。"

接下来，又是一阵沉默。

"不过，实在不行，咱再试试。没事的。"他仍旧说。

我们谁都不愿意给对方更多的压力。放下电话，我泪流满面，缩在沙发一角无声地抽泣。

为什么"失败乃成功之母"在我这里不适用了，我多年练就的坚强的一颗心，这次真的受到了震荡。我悲观地认为，或许没有孩子真的要成为我此生的遗憾了。

　　不想要的时候，不存在遗憾；真的想要了，却要不到，即使再不想承认，我也真切地尝到了遗憾的滋味。

为了孩子，我尝尽人间五味！

历尽磨难重见彩虹

痛定思痛，反思之前的经历，且不论其他因素，只观自己，我还是有许多不足的。反省自己，这是我多年创业经历养成的习惯。我对自己进行了一番批判性的解剖，我疏忽、大意、不坚定。简言之，是我做得还不够。

于是，我重新调整自己的心情，这个过程很吃力。我扪心自问：你想要孩子吗？答案是肯定的。既然想要，那就要不顾一切地保住孩子！这是最后一次机会了，这次再不成功，就不再做了。这是我给自己定的最后期限。

我给自己敲完警钟后，一身轻松地又来到医院做最后一搏。

记得胚胎植入之前，我问医生："植入当天我能开车来吗？"医生回答："不能。要尽可能平躺，少出去溜达。以后保胎也平躺，尽量不要开车了。"

同时医生把胚胎植入后需要注意的事项也一并交代了。我像小学生一样，逐条记在了自己的手机备忘录上了。

再一次将胚胎植入我的身体后，我便像一株名贵的盆栽植物，被养了起来。什么工作、应酬，统统忍痛放下。我仿佛一夜之间过上了与世隔绝的生活。这在从前是完全不敢想象的事。

虽然丝毫感觉不到身体里孕育的小生命，但我心中却时刻有着"要成为一片沃土"的使命感，还有那挥之不去的担心"水土不宜"的焦虑感，除此再无其他了。

就这样，我忐忑不安地度过了一周。日子也被我掰着手指头，数到了胚

胚胎植入后注意事项

1. 从到家以后开始卧床休息一周，最好平躺，可以侧卧。48小时内不要洗澡。

2. 可以吃任何想吃的东西，但不能喝酒，抽烟，不能使用任何不是医生开的药物。

3. 避免提重物，也避免用力气的运动，慢跑或者骑自行车都不行，尽量少走路，尽量多躺。

胎植入后的第九天，我终于等到第一次验血的日子了——这次验血结果将初步确定我是否成功受孕。测试方式跟自然受孕的方式是一样的，都是通过静脉抽血检测HCG血值。

通过验血检测HCG相比于传统的尿液HCG更加准确，误差更小，而且可以把检测的时间提前。这对于像我这样通过试管婴儿要宝宝的妈妈尤为重要。HCG是"人体内绒毛膜促性腺激素"的一种英文简称，当母体成功受孕后，这种HCG激素值会迅速升高，而且它会刺激黄体，促使雌激素和黄体酮持续分泌，促进子宫内膜形成，使胎盘生长成熟，为胚胎创造优越的生长环境。在准妈妈的胎盘形成过程中，这种HCG激素会大量流入血液，再通过肾脏器官，进入尿液。所以一般来说验血和验尿基本都可以准确判断是否成功受孕。

这次我终于等到了我希望的结果，我怀孕啦！太不容易了，我要紧紧守护住这来之不易的幸福。

为了孩子，我什么都愿意！

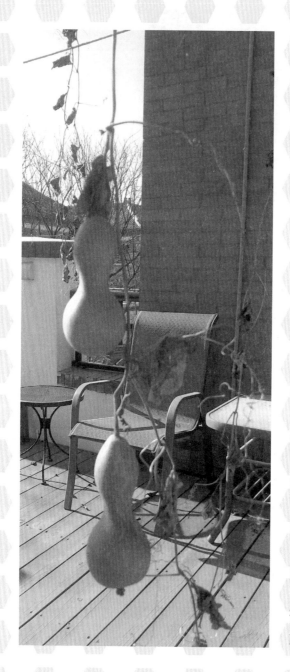

← 这一年家中种的葫芦收成「可观」：两只葫芦，同根同藤

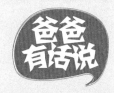

孩子们，你们来到这个世界可以说是一个让爸爸妈妈心力交瘁的过程，一次次的期待，带来一次次的失望，下一次满怀希望……那种希望与失望交织的折磨是只有身在其中的爸爸妈妈才能感受到的。

孩子们，当爸爸听到你们的妈妈植入成功的消息后，我的心一松一紧啊，心想终于成功了！从难以置信到最终确认，悬着的一颗心终于放下了，我别提多高兴了！可是，你们知道吗？我的心马上随之一紧：不能高兴太早，还要等15天，只有B超检测到胎心，才能证明你们已经在妈妈的肚子里扎根。扎根后你们能平稳待住吗？能顺顺利利长到足月吗？这期间还有很多未知数啊！我的忐忑旅程才刚刚开始啊……

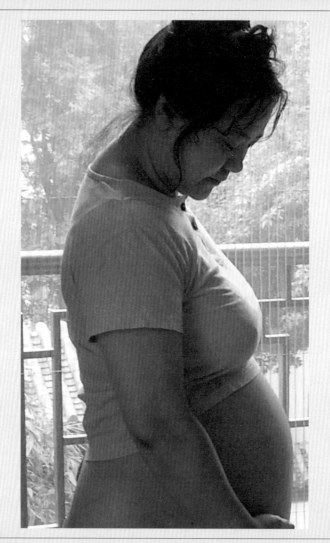

我的特殊月子

第二章
Chapter two

孕之初——惊险艰难的头仨月

从无到有是个奇迹，这么多年心心念念的期盼，无数个日日夜夜漫长的等待，终于美梦成真！从有再到好事成双，我喜极而泣，对上苍如此的眷顾无比感恩。

因为太在乎，因为太珍惜，生怕肚子里的孩子有丁点儿的不适，有丝毫的危险，所以我战战兢兢，如履薄冰，我放弃了合体的套装、高跟鞋、化妆品，放弃了充满诱惑的美食，放弃了一切的工作和应酬。

所有过去认为最最重要、无法割舍的东西，现在于我却如同浮云。我终于明白，这世间没有任何事、任何东西，可以与孩子的平安健康等价。只是，这看似最简单的愿望，却变成了遥不可及的奢望……

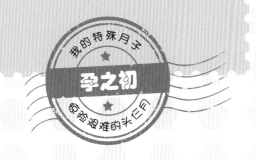

心爱的元圆，走吧

因为有了之前的经历，这一次生怕又空欢喜一场。所以两天后，我赶到医院复查。一个消息让我们都惊呆了！HCG血值388.5，护士说我肚子里可能不止一个宝宝！真是冰火两重天啊——上一秒还提心吊胆怕弄错，下一秒便收获了双胞胎的喜讯！

我迫不及待地给丈夫发短信，他欣喜若狂。

晚上回到家，我们俩别提有多高兴了，恨不得在家里开一场派对，偏偏此时还要对外守口如瓶。毕竟万里长征才刚刚开始，没有百分之百成功的把握，还是别掀起风浪。

千里之行，始于足下！那时正值当时全国收视最高的电视招聘类节目《非你莫属》再次邀请我代表第一视频，作为Boss团嘉宾参加录制节目。为了肚子里的小宝宝们，我毅然忍痛割爱，决定全心全意在家安胎。

全职待产的日子，幸好有元圆陪伴在我身边。

虽然这些年膝下没有一男半女，我的母爱却从未闲置过。这只八哥犬元圆，我一养就是八年，像孩子一样宠爱它。从前它陪伴我，给我解压，是我的一份牵挂。

无论我们俩多晚下班，只要一打开门，元圆就会兴奋地朝我们扑过来，摇着小尾巴，在脚边转来转去，摩挲我们的裤管，一副求抱抱的样子。有时候因为我们手里拿着东西抱它晚了一步，它就会立起来伸出小爪子不停抓挠我们的裤腿，同时从小黑鼻子里还发出哧哧声音，意思是说：我在这儿呢，真是憨态可掬，萌死个人。

我周末在家休息，这个黏人的小家伙更是不离我左右。我到走哪里它就跟到哪里。我坐下来，它就挤在我旁边，哪怕只有一个小空隙，它也会想尽办法钻进去。多年来这已经成为它的习惯，只要挨着我，它就觉得很踏实。

可是，狗狗身上容易携带弓形虫这类寄生虫，而弓形虫是孕妇和胎儿的大敌。为防患于未然，我们俩还兴师动众地让保姆带元圆去宠物医院，对它进行了弓形虫检测，结果显示阴性，证明没问题，但我们还是有些担心。

要不要把元圆送到婆婆家寄养一年呢？我一直犹豫不决，漫长的孕期孤单又无聊，如果少了元圆，一个人在家，我真不知道怎么过。可突然发生的一件事，让我不得不痛下决心送走元圆。

医生的叮嘱让我深知"平躺"的重要性。因此自从确定怀孕，我大部分时间都在家里躺着。这天早上，我像往常一样，刚在沙发上躺下，元圆就凑了过来。我下意识地伸出手来掩住自己的肚子，告诉它："元圆，妈咪躺躺，你就在这乖乖的。"我一边指了指沙发旁的地毯，一边又把这句话重复了几次。

元圆似乎听懂了，屁股对着我，在我指定的地方蜷成一团趴着。谁知，我刚躺下不一会儿，它不知怎么了，忽然一跃而起，跳上沙发，一只小脚在我的肚子上蹬了一下，然后心满意足地趴在了我的背后。

整个过程不到一秒钟，我完全来不及反应，更来不及阻止。

糟了！这一踩不会把我好不容易怀上的宝贝弄没了吧？我真的好多年没这么慌张过了。我抄起电话就向丈夫告状："赶紧把元圆送走吧，它踩了我的肚子！"

元圆的这一踩，似乎一下子终结了多日来我内心的纠结与矛盾。我抱起元圆，凑到它耳朵边上，告诉它："妈咪要把你送到奶奶那里住一年，明年这时候妈咪去接你回来好吗？"

我没有给元圆选择的权利。它歪着个小头，瞪着大大的凉凉的黑眼睛，似乎也听懂了我毋庸置疑的语气和意思。自此元圆没事就抱着我的鞋趴在大门口，一趴就是几天，直到我们把它送走。

送元圆走的那天，我记得是2012年6月8日。丈夫站在门口，喊元圆上车，它欢天喜地，摇着小尾巴，扭着小屁股迈着小短腿，扑腾扑腾地，跟着丈夫一路小跑走出门，径直上了车。我想，元圆一定是以为我们又要带它出去玩。它习惯地坐在副驾驶的位置，趴在车窗玻璃上朝我摇尾巴，似乎是在呼唤我也上车。我难过地站在门口，心中很不是滋味。

就在车子发动的那一刻，我看到元圆不解地望着我，可怜兮兮地，眼神惊恐又无助。此时车窗玻璃慢慢升起，只见它突然站起身来，用小爪拼命地挠着车窗。我强忍住把元圆抱回来的冲动，一直望着车子开走，转弯消失。

"元圆……"

此时此刻，我只能对自己说，有舍才有得。我必须全力以赴保住孩子。分别只是暂时的，我会再和元圆团聚的！

谁知，这却是我和元圆的诀别。

送走了元圆，我心中依然忐忑不安，不知这一踩会对肚里的孩子有什么影响。每天躺着不敢动，生怕一起身，就会失去孩子们。原本只是孤单的日子，又增添了一抹愁云。我急切地盼望着下次复查能快些到来……

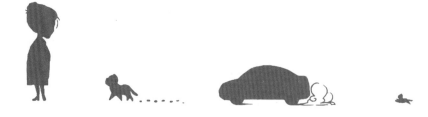

先兆流产，接连出血

每天醒来的第一件事就是祈祷胎儿平安，然而，危险还是不期而至。

这次怀孕不论是年龄还是我给自己的底线，都是最后一次尝试，所以我更加在乎和珍惜孩子。生怕肚子里的他们有丁点儿的不适，有丝毫的危险，为此我战战兢兢，如履薄冰，避开一切可能伤到肚子的不安全因素，比如元圆；平日里坐车，我都是近乎平躺在副驾驶座位上，要求司机开慢车，并且宁可绕远路也不走路况较差的近路。

下一次复查终于如约而至，HCG血值显示1648。一段时间以来，数据持续攀升，说明宝宝还在，我这才把一颗心放回了肚子。

一天下午4点多，我像往常一样，小心翼翼地到洗手间小解。完事后我习惯性回头看了一眼，血？！我发现坐便器底部有一层细小的血痂，黑紫色。头"嗡"的一声，坏啦！

出血，危险，可能先兆流产。我登时两腿发软：完了！虽然是初夏时节，我却如坠冰窟。

控制着身体不让自己摔倒，我躺回床上，平躺垫高臀部，顾不上给丈夫打电话，先赶紧给医院电话，当颤抖的手拨通了电话后，医生的一番话稍稍让我定了定神："这种情况大多数孕妇都会有，再观察观察。你可以来医院先打一针止血针，六小时后再打一针。明天如果还有血，再来医院。如果夜里出血多，立即到任何一家附近医院紧急处理。

几乎陷入绝望情绪难以自拔的我，因为医生的这几句话重新找回了希望。

止血针——我要立刻注射止血针！

我立即给司机打了电话，他说马上来。下午5点多，正是下班高峰，北京市内的交通十分拥堵，自植入后，载我的车速一般不超过40公里/小时，估计到医院大概得用两个小时，这还没算司机往我家赶的时间，而且生怕这一路颠簸会造成流产。举棋不定，心想如果有人能帮我取针回家，等施光一会儿来家给我打黄体酮时一起打，那是最好的。

于是拿起电话又给医生打了电话，她爽快地同意了，说："让来人争取6点前到，我可以教教这针怎么打。"我又高兴了，但马上又郁闷了，谁去呢？ 家里只有我和保姆红，她不敢离开我，因为不知道还会有什么发展，正发愁，门铃响了，红说是施光来啦，我顿时眼睛一亮，来得正好，施光进屋，没等她站定，我躺在沙发上急切地说："施光，我出血了。"她一惊，愣在那儿，我又说："刚给医院打电话，她们同意派人取针回家打。"施光立即说："我去吧。""好哇，你去最好，你懂，快去快回，注意安全呀，我看看司机到哪了。"说着给司机打了电话，说大概还有十分钟到，等不及了，施光打车走了。

施光，在医院就诊时认识的护士。她年轻漂亮，热情勤快，关键是熟悉我的情况。

施光走后，我赶紧给司机打电话告他不用来了，紧接着又给丈夫打电话，听得出丈夫既担心我，又要极力安慰我，一时间有些语无伦次。放下电话，我发现自己变了。以前的我从来不会这么脆弱，如今，我却渴望来自丈夫的安全感。

两个小时过去，施光取针回来，给我打了止血针，丈夫也回来了，算算第二针要在凌晨1点打，我有些为难，想留下她，又怕给人家负担，谁知她主动说："凌晨1点还要再打一针，今晚我留下来吧。"她的一句话既安慰了我，也安慰了焦急不安的丈夫。

施光打完针后善解人意地坐下来陪我聊天，她说："出血并不意味着一定会流产，它只是一个信号，让你好好静养，流血的原因很多，有可能是受精卵在子宫里住得不稳，于是挖更深的地基；你没有腹痛，也有可能只是子宫代谢性出血，不要太担心，休息好最重要。"

我紧张地一整夜连身都没有翻一下，担心保不住孩子，我默默地向上苍祈祷："只要吃苦能换来孩子的平安健康，我在所不辞！我愿意让自己苦一点，再苦一点。"

第二天早上，血痂再次出现，我只好继续平躺。这一躺就是3天。

这种出血的状况并没有就此停歇，每隔几天就又来"恐吓"我，不过，仅此而已，平躺就可以了。我告诉自己，只要每次都用最认真的态度和最谨慎的方法去面对问题，无论结果如何，都问心无愧就好了！

我是超高龄初产妇，受精卵植入后按医嘱，每日要注射黄体酮保胎，可我家距离医院有点远，如果每天一个往返颠簸，担心会对胎儿造成损伤。于是我只好求助于社区医院，希望她们上门服务。她们虽然同意了，但提出收取上门费每次两元，并且要求我派车接送。

本来只有步行15分钟的路程，我不好意思麻烦司机。于是想跟社区医院的人商量："要不你们打车来，我付车钱。"我早下定决心，只要能保住孩子，花多少钱都可以。没想到对方回了一句："不行，没这规定。"我哭笑不得，又心生一计："要不我买辆自行车放你们这……"他们的回答还是不行。

没办法，我突然想起了施光，我马上给她打了电话，她不假思索地答应了。

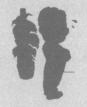

爸爸有话说

"

　　孩子们，我在电话里听到你们的妈妈见血了。那
一刻，我顿时慌了神。莫非千辛万苦的求子历程又要
前功尽弃了？！我祈祷，这只是虚惊一场！然后，我
强迫自己镇定下来，我不能给你们的妈妈太大压力。
现在我们能做的，就是尽快做B超，确认你们安好；同
时让你们的妈妈减少活动，尽量卧床。其他的，就看
你们的造化了！

"

向糖尿病宣战

如果说先兆流产是有惊无险，那么，糖尿病则是我整个孕期的头号敌人！

孕期漫漫，接下来还会遭遇什么突发状况，还真说不准。"兵来将挡，水来土掩"好了。我现在能做的，唯有控制糖尿病！必须控制住！

说起来，能及时诊断出糖尿病我还要感谢蚂蚁。

有一次去郊外踏青，正好当时我看到地上有一窝蚂蚁。据说如果一个人的血糖高，其口水和尿液中的糖分也会相对较高。出于好奇，我蹲了下来，往地上吐了一口口水。结果……大大小小的蚂蚁们很快聚集成一团乌云……我跟朋友开玩笑说："哎哟，难不成我也患了糖尿病？"

没想到一语成谶，孕前体检时，我正式戴上了Ⅱ型糖尿病的帽子。

众所周知，健康的高龄孕妇到了妊娠后期也会并发糖尿病、高血压，而孕前就罹患糖尿病的，到了妊娠后期血糖会更难控制。而糖尿病常常会导致巨大儿或畸形儿，单是想想就非常可怕。

确定怀孕后的第一件事就是确定在哪家医院生。选择很多，作为超高龄初产妇，我身体的各项指标都很复杂，根本不敢掉以轻心。经过一番权衡，多方考量各家医院的综合实力后，我们决定选择中国最好的医院——北京协和医院。

在等着和产科医生见面前，我迫不及待地要解决高血糖的问题，经护士长王文芳的引荐，我赶到北京协和医院，挂了内分泌科赵维纲主任医师的号。

护士长夫妇是我和丈夫多年的好朋友。自我怀孕后，她就详细地向我传授孕产知识，鼓励我、安慰我，像个大姐姐。我很感激他们。

赵医生详细询问我的情况之后，语重心长地告诉我："你未来要吃很多苦，要做好充分准备。"

我知道接下来的路不容易，但还是觉得有些"危言耸听"，可是后来一切应验了。

赵医生告诉我："目前美国对怀孕期间血糖控制的要求较严格，空腹血糖不超过5.3毫摩尔/升，餐后血糖不超过6.7毫摩尔/升，对于你来说，这两个数值是绝对不可逾越的红线。"

我的状况不怎么好，口服二甲双胍降糖药，每天1片，空腹血糖值在5.6~7毫摩尔/升之间，早餐后2小时在10毫摩尔/升左右，午餐和晚餐后2小时稍好，在6~7毫摩尔/升左右。吃药恐导致胎儿畸形，打胰岛素针，又怕体内胰岛素水平忽高忽低的不稳，对胎儿也不好。万一导致胎儿畸形、发育迟缓甚至出现更严重的情况，我不敢想象，最后，赵医生给了一个建议：如果有条件，佩带胰岛素泵，它可以持续在体内释放胰岛素，以保万无一失。

根据我每天的血糖数值曲线，赵医生为我量身定制了胰岛素注射剂量方案，包括早、中、晚三餐前的补量以及每天胰岛素的总控制用量。

赵医生嘱咐，餐前加量可以随着监测数值调整，但不宜太快，以免造成低血糖。他要求我分别记录自己晨起空腹和早中晚三餐后2小时的血糖值，甚至还加上了睡前，和凌晨3点左右的血糖值给他看。因为我半夜排尿次数多，所以测凌晨数值不困难。

从此，我每周四都要和赵医生见一次面，不见不散。

糖尿病攻坚战，拉开了帷幕！

之后，我把血糖监控表放到了我手机里，和BP机一样大小胰岛素泵就像长在了身上，随时随地都携带。

原以为带上胰岛素泵，我就能高枕无忧，谁想当天晚上它就罢工了！

什么是胰岛素泵？

对糖尿病人来说，胰岛素泵就是个人工胰腺，它完全模拟人体胰腺分泌胰岛素的功能，按照设计的量按时持续地将胰岛素注射到携带者的皮下。这样，保证了人体胰岛素的平稳水平，使人体血糖保持稳定值。

代理公司在医院帮我安装调试，教我如何使用。背了一下午没问题，晚上却遇到了大麻烦——洗澡前，我按照说明将连接泵的导管从注射针头拧开。洗完澡，费了九牛二虎之力也没能再拧上去！丈夫赶忙跑来帮忙，折腾了一身汗，也没能搞定。

害怕血糖升高影响胎儿，气急败坏的我不顾此时已经是深夜23点多，给客服人员打电话，对方很耐心，说要立即赶过来。我心软了，怎么好让人家女孩子深更半夜外出呀。约好第二天一早赶紧来修。那一夜，我担心血糖上升，一直睡不安稳。

在治疗糖尿病之外，赵医生还建议我前往协和医院营养科，咨询孕期饮食，尤其孕期糖尿病饮食事宜。妊娠和糖尿病是一对"冤家"组合：孕妇需要充足的营养以保证胎儿的发育，需要多吃有营养、高能量的食物，而这些都是糖尿病患者的天敌。

协和医院的营养科医生给我提供了一整套饮食建议：

孕10～12周：不用增加饮食，和孕前一样即可。但要保证质量安全，严格控制糖的摄入，头3个月血糖对孩子的影响最为关键，因此要多吃新鲜的食品，不要吃外面买的熟肉，如火腿肠等，不要吃含铅、汞多的被污染的深海鱼。

孕12周后：可适当增饮食量，主食每天保证300g，即6两，计算主食的重量，要按食品做熟之前的生重，也就是说煮米饭的生米重量每天不超过6两，依此类推。依然要控制糖的摄入，以防胎儿肥胖。

尤其需要注意的是，山楂、桂圆等活血的食物容易刺激子宫收缩，一定不要吃。

我一下子轻松了许多，主食一天不能超过6两生重，也就是说每天进食不超过6两重的生米煮出的饭，以我现在饭量，怎么吃也吃不过量。

回家就改菜谱！现在要保护孩子，那些不能吃的，保证闻都不闻！

医生建议的营养我总结如下：

TIPS 我的饮食参照表

每天要保证的饮食种类	每天摄入量	备注
主食	生重不超6两	多吃粗粮
奶	250毫升	如控制体重，喝脱脂奶
蛋	1个	
肉	适量	新鲜的，自己加工的。尽量不吃外面加工过的，如火腿和熟肉
鱼	尽量多吃	那些海鱼含铅汞高的慎选
豆制品	适量	
蔬菜	多吃	根茎类蔬菜，如土豆等含淀粉高，应和主食量一起计算
水果	不超过3两，即中等大小苹果的量	因为含糖高，我不适合多吃，可用蔬菜代替
坚果	不超过25克，即手的一小把	

TIPS 我的孕期菜谱

日期	早 主食	早 菜	早 汤	中 主食	中 菜	中 汤	晚 主食	晚 菜	晚 汤
周一	自制杂粮馒头	炒菜 拌时令蔬菜 鸡蛋 熟肉	牛奶	窝头	炒菜	汤	饺子	拌时令蔬菜	
周二	窝头	炒菜 酱豆腐 鸡蛋 熟肉	豆浆	面条	炸酱或打卤		米饭 （精、糙米混合）	鸡 炒菜2个 拌时令蔬菜	汤
周三	自制杂粮饼	摊鸡蛋 鱼子酱 拌时令蔬菜 熟肉	牛奶 粥	米饭	炒菜2个 鱼	汤	窝头	鱼 拌时令蔬菜 炒菜2个	汤
周四	汤面	拌时令蔬菜 熟肉		米饭	猪肉 炒菜	汤	杂粮馅饼或包子	拌时令蔬菜	杂粮米粥
周五	馄饨	鸡蛋 熟肉 拌时令蔬菜 烤紫菜		米饭	炒菜 拌时令蔬菜 牛肉		米饭 （精、糙米混合）	牛肉 炒菜2个	汤
周六	自制杂粮馒头	炒菜 拌时令蔬菜 咸鸭蛋 熟肉	豆浆	米饭	排骨 拌时令蔬菜 炒菜	汤	窝头	清蒸鱼 拌时令蔬菜	
周日	炒米饭 （精、糙米混合）	拌时令蔬菜	汤	窝头	牛肉 炒菜	汤	米饭 （精、糙米混合）	炒菜2个	汤

治理便秘，头等大事

便秘，自怀孕以来就一直困扰着我。

这是一件矛盾重重的事。因为便秘，必须用力才能排便；腹部用力，却会压迫子宫。虽然可以外用开塞露，但据说用久了对孩子也不好。

怀孕3个月的时候，便秘越发严重。书上说孕晚期时便秘会更重，我越想越怕。每次排便前，我都要双手捧着肚子，和肚子里的宝宝们说话：宝宝们，妈妈要用力排便了，只有这样才能给你们一个干净的好环境，你们才能舒服，你们要坐稳了呀。排了便后我还不放心，一定要卧床平躺，看到没出血才放心。

我把苦恼告诉了医生。医生说："第一，多喝水，每天要喝超过1500毫升的水；第二，多吃刚生产不久的含有大量乳酸菌的新鲜无糖酸奶；第三，适当运动，餐后20分钟后进行，但要量力而行。"我想第三种方式不太适合我，孕早期我真的不敢多动，哪怕是饭后走走。

施光向我推荐了她所在医院药房新进的一种药——大麦纤维素①。这是国内同类药物中唯一明确标明孕妇可用的，我欣喜若狂。尝了第一口差点吐出来，我忍不住皱了皱眉："这不就是麸子吗？喂牲口的。"吃下后都挤在喉咙里，得使劲咽，虽然口感极差，但还有些效果，为了孩子，我咬牙坚持

---

① 大麦纤维素，空腹服用。每天3包，和（或）水或汤饮用。——编者注

了下来。

　　一次我美国的好朋友Lynn打来电话问候，我和她聊起便秘这头痛的事，她说她在怀孕时也这样，在美国孕妇也有很多这样。我赶紧问："那你怎么办的，有什么好方法？"她说："用美国产的生的大杏仁②，每天吃几粒，一定是生的，不能是熟的。"她强调。

　　我对好朋友的话深信不疑。可是，我看到手中捧着的孕产书中写道：孕妇不宜吃杏仁。怎么办呀？我陷入了矛盾，想想人家都亲身试过了，她没问题，我也应该不会出事。正好我们的中国手游（CMGE）在纳斯达克上市，丈夫带队正在美国纽约路演，便给丈夫发短信，让他帮我买几包回来。结果接到短信后，他在人生地不熟的纽约大商场没找到，最后却在一个很不起眼的拐角小超市买到了。

　　吃！每天控制不超过八粒，放在酸奶中更好吃些。真的管用！

　　没过多久，我就和便秘说拜拜了！

　　有意思的是，我曾试着用中国新疆产的生杏仁代替美国生杏仁，不知为什么，效果不好。

---

② 所谓的美国大杏仁，其实应该叫巴旦木。与中国新疆产的杏仁不同种类。——编者注

不减胎，一个都不能少

有人说，孕妇选对医院只成功了三分之一，好医生才是最关键的。

在北京协和医院国际医疗部产科注册后，接下来，我们需要在协和医院官网上选择医生。尽管害怕电脑辐射，我还是坚持自己认认真真地选医生。

就是她了！这是我看到产科主任医师杨剑秋医生的照片后，脑子里闪现的唯一念头。这位笑容可掬的女医生，后来成了我的亲人。整个孕程，她从未缺席。我把决定告诉护士长朋友时，她说："不错，杨主任口碑好，对病人好。"

选择她，纯属冥冥之中的眼缘。后来的事情证实了我的眼光——杨主任虽然不苟言笑，但专业素养与医学精神着实令人敬佩。

第一次走进杨剑秋医师的诊室，初次与她见面时的情境至今还历历在目。

"怎么这么晚才想起来要孩子？"

"忙，没想要。"

她不冷不热，我不咸不淡。

"做个B超吧，你下周二做了B超再来看。我一周只有一天门诊，你也可以找其他医生看。"她指指门外的其他诊室。

"你还没注册，是否能在我们医院注册上，还不知道。"她告诉我。这时我突然想起，由于是第一次看产科，对流程不熟悉，也因为急于见到医生，还没等拿到注册号就跑了进去，忙说："我注册了，马上去拿注册号。"

等我再次坐在杨主任面前时，她自言自语道："你怎么选中我了呢？"

我不作声，心想，反正我就是看上你了，选中你了，你别推我，我不走。

她仔细看了我的资料："你是我所有病人中年龄最大的一个。"停了一会儿又说，"怎么没把生孩子的时间规划好呢？"我不作声，笑着看着她。

通常孕早期的B超，大多数的结果都会让妈妈们安心放心。可我一开始就注定是少数。

杨主任看了我的B超结果，依然用一副波澜不惊的语气，说着性命攸关的大事："两个孩子，一个比实际孕周大，一个比实际孕周小，你得减胎，否则危险程度会成倍上升。你现在已经是糖尿病患者，孕晚期发生高血压的概率很高。你又是高龄初产妇，能撑到30周就算不错了。后期甚至会有子宫破裂的危险，为了安全，减成一胎！"

我知道主任是从安全角度考量，但我早就打定主意两个孩子一个都不能少。

记得我怀孕还不到3个月的时候，我挺着大肚子在候诊区慢慢溜达，一位孕妇凑过来，问我"你几个月了"，我回答"不到3个月"，"是双胎吧？"我笑着点点头。她说："我以前也是双胎，医生劝我减一胎，跟我讲，有个高龄孕妇怀双胎才16周，也就是4个月，就不能下床了，吃喝拉撒都在床上解决，听来很惊悚。我就和老公商量，减了一胎。"

我只是笑了笑。子非鱼，安知鱼之乐？你不是我，你怎么会懂我对这两个胎儿的重视？

她上下打量了我一番，眼神中透出难以言说的担忧："不过，生下双胞胎得需要钱呀。"

我也上下打量了她一番：香奈儿的鞋子，香奈儿的包，阿玛尼的裙衫，名牌的堆积。

而那天我从头到脚的衣物总价不到300元。我一直觉得医院人多病菌多，每次都挑舒适好洗的便服过来，我才不在乎她世俗的目光。我只笑笑没说话，心想：不管怎样，我不会减胎，我一定要努力争取给肚子里的孩子们出生权。

老天好像是要故意为难我，第二天我再次见红。

怀孕后情绪易波动，从前不太能逗笑我的小品，居然惹得我大笑不止，尽管我努力让身体保持平稳，腹部还是不停颤动。突然感觉不对劲，又出血了！

是想动摇我保孩子的决心吗？

不！我不会放弃！

一天中午，护士长打电话过来，她说："杨主任说你两胎很危险，肯定早产，孩子能否成活谁都说不好。早产儿弄不好还会有许多后遗症，你又是高龄初产妇，子宫弹性差，子宫破裂的可能性都有呀！你再考虑考虑。"我说："护士长您就别说了，我好不容易才怀上，不会减成一胎的。"护士长还是不肯放弃："正因为不容易，咱才要考虑安全，别出意外，你这样太危险。"我说："我这么大怀孕本身就危险，既然左右都是危险，就让我试试吧。"

护士长见我心意已决，好言安慰一番后，又叮嘱了一些注意事项，就没有再提减胎的事情。在杨主任那边，我不断"交涉"，不断表明自己的决心，不断表明我会和医生好好配合。不知是被我的坚持所感动，还是被我的各种决心所说服，杨主任也没有再提出减胎的要求。

杨主任每次看到我，都是一脸凝重。而我总是一脸自信，我希望她能看到我的决心，能帮我实现愿望。其实我的自信来源于对她的信赖。

为了帮助我和胎儿安然度过孕期，杨主任想尽了一切办法，设身处地地为我着想，为我规划，为我护航。我打心眼里喜欢上了这位善良的医生。

自制孕妇内裤和接尿神器

怀孕3个月后，以前买的内裤勒得肚皮越来越难受。家人给我买了最大号的也不行，肚子太大，穿上以后还是很紧，那时我的肚子不愿意有任何东西勒着，哪怕软软的托腹带。

我在一本杂志上看到一种月牙状的孕妇内裤，便灵机一动：对呀，内裤前缘不勒在肚皮上就行了。于是我决定把穿过的内裤改一下，毕竟只是用于特殊时期，不需要太精细，对于从小就会针线活的我来说，小CASE！

两天后，我迫不及待地换上：太舒服啦！

反正闲着也是闲着，于是我接连做了不少条同款内裤。去医院做检查时，杨主任的助手还饶有兴致地说："咦，你这内裤和别人不一样啊！"

除了"孕妇专用内裤"，我还"发明"了"孕妇专用尿杯"。

由于孕期进入3个月，又是双胞胎，连弯腰都困难，更别说蹲着上厕所了。公共场所，尤其是医院的卫生间很少有坐便器，就算有我也不敢用。可在医院检查这么长时间，不能不去厕所呀？但蹲下去我又怕摔倒，还真是左右为难。

思前想后，我终于想到一个好办法：就让一次性杯子帮忙吧！以后一出去就带一次性杯子，用来站着接尿，然后把尿倒入尿池，再把杯子扔到纸篓，这样既干净又安全，还解决了肚子大蹲不下去的问题。

随着自己肚子越来越大，到后来用一次性杯子时，手臂已经不够长了。我就改用一次性碗，方便又实用。

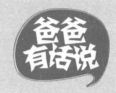

"

　　孩子们，听到医院让你们的妈妈减胎时，我心情复杂，担心她一心想保你们而让自己太辛苦。

　　她是高龄初产妇，你们兄弟俩肯定会让她比一个宝宝的妈妈辛苦好几倍。但是我倒是挺淡定的，心想最好不减，但看到你们的妈妈坚定的神态，我能感受到她为人母对你们的保护之情，于是我不忍心和医生一起阻止她。退一步想：你们的妈妈是学医的，对其中的道理自然明白。看她如此坚定与理性，我就没有什么负担了。其他的，就交给"上帝之手"来选择吧！

"

唐氏筛查，果断放弃！

我谨遵医嘱每月按时都到协和医院做B超，那天，我躺在床上做检查，医生说了些什么，我完全没听到，而是径自沉浸在轻轻的"扑通扑通扑通"声中，那应该就是从B超机里传出的好胎儿心跳声吧……

我感觉幸福无比，而杨主任却看着我的B超单表情严肃。除了网站上的那张照片，我从没见她笑过，可能我的确是个非常棘手的孕妈妈，她也感受到了巨大的压力。

忽然，她嘟囔了一句："你们计划太差了啊，非要等到这个年龄，还一次要俩……"

我笑着听听，左耳进，右耳出，习惯了。但是，关键的事倒是不敢马虎，她叮嘱我改天空腹来抽血，并且做羊水穿刺，测唐氏筛查，而且到时候要早些来……

我是大龄产妇，按照惯例，唐氏筛查必做，北京协和医院只有通过羊水穿刺筛查胎儿畸形一种方法。可是我害怕羊水穿刺，造成胎儿流产。"我不做羊水穿刺。"于是杨主任建议我去中国人民解放军301医院产科做一项验血检查项目，可以代替羊水穿刺，我这才领命离开。

回家以后，我费了九牛二虎之力才拨通了301医院的产科电话。可对方回答说：我们现在不做了，还有另一种检查可以取代它，但必须得是我们医院注册的产妇。

又是竹篮打水一场空。

惴惴不安的我和朋友聊起了不想做唐氏筛查,特别是羊水穿刺的事,她已经是两个孩子的母亲。朋友的经历让我稍稍放了心:"我们当时唐氏筛查有一项指标高,老医生让抽羊水继续化验,年轻医生建议不要,因为它是计算出来的概率,有误差,结果他们没做。后来孩子生出来很健康,也很聪明。"

　　后来,和朋友Lynn通电话,我说到我害怕做羊水穿刺,她说她做过,做完当天下午肚子拧着痛,持续好久。

　　我决定赌一把!

　　施光打来电话询问情况,我说:"我正闹心唐氏筛查呢。"她说:"如果不做万一宝宝出生有问题怎么办?"我说:"我想我要给宝宝们出生权,至于其他……唉,尽力而为,'生死有命,富贵在天'。在这方面我真的无能为力,只能祈祷上苍。"

　　用羊水穿刺的办法做胎儿唐氏综合征筛查,被视为目前国内外判断先天愚儿较为准确的方法。这一事实不可否认。可我艰难地走到了这一步,若明知结果不会乐观，还冒着风险去做，怎么说，都不算明智之举。与其知道不好的结果而痛苦万分，不如向老天争那一分幸运和平安！

除了生理上的疼痛，我在这个年纪怀孕，还需要承受巨大的心理压力。在胎儿疾病风险排行榜上，孕妇压力始终占居首位。若没有一颗强大的心，恐怕还真的坚持不下来。

我选择了乐观面对，我选择了坚定信念。

在杨主任拿出的"自愿放弃做唐氏筛查的声明"上，我一笔一画地写下了两个字：王淳。

无论如何，我都要为我的宝宝们争取出生权！

我选择了乐观面对，
我选择了坚定信念。

我的专属"人形灭蚊器"

从前总嫌时间不够用，恨不得把周末都改成工作日，现在则是每天都盼望着周末，因为周末可以和丈夫溺在一起一整天。有他的陪伴，我能忘记一切痛苦。

丈夫鼓励我："你写日记吧，把感受写下来，把辛苦写下来，以后可以给宝宝们看，这样还可以转移注意力。这段时间是特殊时期，没有多少人能有你这样的经历，享受这一切吧。"

对呀，我不仅要好好享受喜悦，享受快乐，还要享受随之而来的艰难和痛苦。轻轻地抚摸我隆起的肚皮，每周为我拍摄孕期的变化照片，成了我和丈夫的闺房之乐。

一切都是那么开心，痛苦仿佛从未来过。

丈夫很胖，肚子特别大，弯腰捡东西都觉得费劲，所以他从不买需要系带的鞋子。就算有鞋带的，在出门前都是我给他系好。

自从怀孕后，我的肚子一天天大起来，因为担心出意外，我从不敢弯腰。有时候手里拿的东西不小心掉在地上，我也不敢弯腰捡起来。每到这时候，除了家里保姆红去捡，丈夫看到了也会主动弯腰帮我捡起来。

去医院检查，出门前，如果有时间他就帮我系鞋带，小心翼翼地。看着他胖胖的身子和两鬓斑驳的白发，听着他弯腰和起身时吃力的声音，我便越发从心底里爱他、感激他。

他出差，有时会发来甜蜜的短信：我想你了。

我会立刻回复：me too，没你没意思，快回来吧！

短信传情的年代，我们忙于事业、忙于奔波，未曾体会过期待手机提示音响起的幸福，但这份你侬我侬的美好，不因年龄和时代的改变而改变，亦不因手段的改变而改变。爱，就在那里，我只需要侧耳倾听，用心感受。

我承认，自己很享受此时此情此景。

这些生活的琐碎，常令我感动不已。若不是怀孕，我们岂能如此细腻地、用心地去体会彼此的爱？人家说怀孕生子是夫妻的又一次蜜月期，的确如此。

丈夫工作很忙，可是无论多晚回来，无论多累，他都会坚持抚摸着我的肚皮，要跟里面的宝宝说说话才睡觉。这算不算是更好的胎教呢？如果怀的是男孩，我希望他们能像爸爸一样体贴、能干，如果怀的是女儿，我希望她们能找到丈夫这样体贴的男人做伴侣。

在家安心养胎的日子里，正值四年一度的奥运会，期待与孩子见面的日子总算多了个分散注意力的方式。可是晚上看电视，总是有不速之客来骚扰我——耳边一阵嗡嗡嗡，蚊子排着队过来凑热闹。

在没怀孕前，蚊子就很钟情于我，到了晚上，我从来都是花露水不离身、电蚊香不离房。怀孕后，怕影响胎儿，一切化学合成的东西都不敢用，只是在房间里摆放了一些防蚊植物，可惜，效果差强人意。

于是，家里就多了一台"人形灭蚊器"。

丈夫买来一把电蚊拍。只要他在家，天天晚上都挥舞着电蚊拍满屋子搜捕，我边看电视，边听到他从四处发回的"贺电"——随着噼里啪啦声和微弱的闪光，讨厌的蚊子们相继"阵亡"。真是安心又环保！

有时刚躺下睡觉，就听见蚊子又来轰炸，脑袋刚沾枕头的丈夫连忙弹起来，"以迅雷不及掩耳之势"果断击毙"来犯之敌"，然后还拍拍自己的大肚皮朝我"邀功"，令我忍俊不禁。

我心疼他，唤他睡下：明天还得上班呢。

他说再打一会儿，两眼冒光，上下扫描，左右开弓……

我安心地睡着了……早上睁开眼睛时，只见丈夫依然呼呼大睡，胸前却抱着电蚊拍。

我忍不住鼻子一酸——亲爱的，辛苦了。

这就是我的丈夫，张力军先生，在外面，他号令群雄，打下一片江山；在家里，尤其是在我的孕期，他的形象永远只在好丈夫与好爸爸之间切换。他把所有休息时间都留给了我，在情感上给予我尽可能多的呵护与爱，更难能可贵的是，他为了我和孩子去学开车考驾照、主动用摄录机为我记录孕期生活、充当我的私人按摩师……我对他的爱与感激，与日俱增。

亲爱的，感谢你悉心的照顾与陪伴，就像歌词说的，我会陪你坐着摇椅慢慢聊，我能想到最浪漫的事，就是和你一起慢慢变老！

有了丈夫的爱，再难我也能挺过去！

谢谢你风雨无阻的爱

宅在家的日子，除了丈夫，见得最多的人就属施光了。我们每日一会，风雨无阻。

那天，北京下了一场60年不遇的特大暴雨。从中午开始，天色有如泼墨，顷刻间，大雨如注，5米外，就已经"只见雨幕不见人"。

丈夫出差不在家，我更仔细，一边吩咐保姆红检查房子是否有漏水或其他故障，一边等施光过来给我注射黄体酮。

从不迟到的施光，到了晚上七点半还不见人影。由于当时雷电交加，我没敢打开电视听广播，不知外面的情况如何。想给她打电话，又怕这天气里接听手机不安全。只好发短信询问："不好打车吧，别急，我等你。"

施光立刻给我回了短信："没车，等半天了，我再到那边去看看。"

我担心她出什么状况："要不今天别打了，明天再打，可以吗？"

她回复："还是今天打，我会想办法过来的，等我。"

过了20点，门铃响了，施光狼狈不堪地站在门口，下半身湿透，凉鞋外面裹着的一次性塑料鞋套也破了，雨伞最外侧缘上翻着，我又是感动又是心疼。

"你怎么过来的？"

"外面水都满了，我们医院那好多人打车，我等了很长时间都打不到，最后还是赵医生下班搭了我一段。后来看到路边有黑车，我就打了个黑车来的。"施光轻描淡写地说。

"那你一会儿怎么回去？"

"没事，我让司机把车停在前边空场了。这边路窄，司机不熟悉路况。下水道井盖全打开了，怕开进来走不出去，就没敢进来。我让他等一会儿，打完针我还坐他车回家。这针不能停呀。"

要不是司机在外面等，我一定留她住下。嘱咐阿姨红给施光拿一把伞，换上一双塑料凉鞋，这样可以不再穿鞋套了，又嘱施光："到家后给我电话，让我放心。"

"好的，拜拜！"她朝我摆摆手，一头冲进了雨帘之中。

"拜……"一道闪电划破长空，把施光的背影印在了我的脑海里，接着一声炸雷打断了我的声音，我扬起的右手停在半空。

施光留给我的，只剩下一个无法看清的背影。

从我家到她家只有半小时车程，我足足看了10次时间，已经过去了一个小时，施光还没有消息。

我再也沉不住气了，拨通了她的电话，几秒的"嘟嘟嘟"声之后，施光说："还没到家，这里全是水，好多车都抛锚了，在路上堵着。我到家给你电话报平安，别担心，没事的。"我真是后悔，为什么没有留住她呢？

直到夜里10点左右，施光才安全到家，原本半个多小时的路程竟然走了两个多小时。我悬着的心终于落了地——不是每个人都能做到这个程度的——施光，谢谢你！

第二天，电视台播出的新闻让我彻底清楚了头天晚上施光所面临的巨大危险。得知这次特大暴雨，北京市损失严重，并且出现了人身伤亡事故，我忍不住抓起电话："施光，你不要命了？如果你有个三长两短，我会愧疚一辈子的！"

"我没事。这不挺好的吗？"施光在电话那头笑着说。可她不知道，我此时已经泪流满面。

3天后，施光来给我打了最后一针黄体酮，整整一个半月，45针，她风雨无阻，没有一天间断，终于到收官了。记得那天丈夫也在家，他还惦记着大雨那天的事，特别跟施光说："那天你能来，她很感动。"说着他指了指我，我立马上红了眼圈，然后他又特别真诚地对施光说了句："谢谢你。"这下轮到施光眼圈红了。

我开玩笑转移她注意力："你是不是有点儿失落？习惯来这了，以后不来了，会不会感觉少了点儿什么？"

我把准备好的礼物送给她。我觉得世上的好人、好心，是任何礼物都不足以匹配的，但一份心意必不可少。

那天，全家人送施光到大门口挥手告别，直到她消失在我们的视线中。

世上还是好人多，任何礼物都不足以表达我对好心人的感激之情。

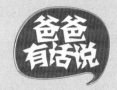

"

　　孩子们，你们的妈妈有了你们之后，我还在上班，但是每周都坚持给她照一张照片。看着她一天天隆起的肚子，我知道你们在长大，我们在一天天向着为人父母的目标迈进，我的感觉从刚开始得知你们的妈妈有了你们的惊喜到一天天看到你们在她肚子里的变化，真有一种'眼见为实'的感觉，一天天地强化了我做父亲的心态，这是个随着孕期的发展而潜移默化的过程。我感觉很幸福。

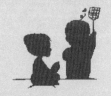

"

被托管的孕妇

自从做了全职待产妇，除了看书，自己搞点儿小DIY，还受保姆红的影响，每天都看北京电视台生活频道，全情地投入到学做饭之中。红跟着节目学习如何给我做粗粮，让粗粮不那么难吃。我则挑选我喜欢的西点和菜式，准备以后给我儿子们做。我们做了许多笔记，红不断尝试做新菜，而我由于保胎的缘故，只看，不能动手实践。

怀孕后，我开始看书研究"高龄初产妇专用食谱"，然后根据自己的喜好倾向排列组合，最后把食谱贴在冰箱上。红则每天"照单选材"，不但保证食材新鲜，更保证营养美味。

丈夫常问我想吃酸还是想吃辣。坊间"酸儿辣女"的说法，他也有所耳闻，企图依这一说法找到鉴定孩子性别的"绝招"。

我爱吃甜的！

丈夫大笑："那就是龙凤胎喽！"

有一天红凑到我跟前："姐，我想回老家一两天，我女儿要开学了得给她交学费。"我不太高兴，因为我离不开人。"我想着，如果这月不回去一趟，恐怕今年就见不到我妈和我女儿。春节我肯定回不去，因为你要生了，孩子生后我更回不去了，那时还不够忙的？"

这理由我还能接受。眼看我这往后更缺不得人，我应允了。并预支这个月的工资给她——她也不容易。

可是，做了好人之后，这一两天我吃饭的问题可怎么办呢？

我立马想到了侄儿亮亮，是我丈夫弟弟的儿子，正放暑假来北京看我们，他是南开大学二年级的学生。他每到我家就会和红学做饭，很勤快。红总跟我夸他："亮亮哪像这样家庭出来的孩子？！"在她认为家境殷实的亮亮应该不喜欢做家务，是饭来张口的那种孩子。

亮亮放暑假这段时间，正好在我家，本打算要回去了。我和丈夫商量想请他多留几天帮我做饭。我试探着和亮亮说了我们的想法，他面有难色，却又不好意思推搪，只说下周五要回学校了。我也知道他心里没底，便再鼓励他："只是从周五到周一，我指点你，不怕的。而且周末还有大大（我丈夫）在家帮你。"最后他答应了。

于是，我安排红周五回去，下周一回来。

我觉得让亮亮帮我做这事，可以让这个大男孩学会承担责任。

当天晚上亮亮和红二人都没看电视，在一旁认真地交接。我就这样把自己托管给了侄儿，不管饭菜如何，我都信任他！

红回家当天，亮亮和红还在厨房里沟通些细节。红放心不下，坚持帮亮亮准备好了晚饭的食材，在我的催促下才离开。

亮很认真，整个下午一直研究食谱。毕竟自己缺乏经验，又想尽量做好。我想让他放轻松点，便安慰他："要求不高，能吃就行！"

晚上，亮亮开始"工作"，我看他备好料就到沙发上去躺着。丈夫回来，我让他进去帮帮孩子，我也跟过去隔着玻璃看，不看不要紧，一看吓我一跳，亮亮把火开到最大，锅里的油蒸腾着，都闻得见葱花烧焦的味道。我赶紧喊："亮亮，放菜呀。""怎么放菜？"他傻愣着看着锅，哎呦我的天呀，我赶紧叫丈夫："快快，帮他把菜下了！"心里庆幸多亏我过去看。丈夫赶到"救火"，之后，亮亮在丈夫指点下，总算把菜炒完了，菜端上桌，三个人都坐了下来，"主食呢？"我问对面的亮亮，"啊，忘了蒸米饭。"他赶紧起身钻进厨房。我和丈夫哈哈大笑：让他练练吧。

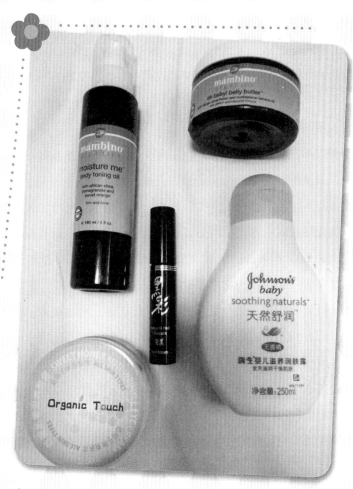

↑　伴我整个孕期的护肤品

后来我才知道亮亮从来没有自己从头到尾做过一道菜，只是一直给红打下手而已。

尽管菜有些糊了，我和丈夫还是以鼓励为主，都说好吃，从生到熟就是不易，就是成功。

饭嘛，有得吃就欢天喜地！

亮亮尽职尽责，转天起了个大早给我们做早饭。早饭虽然简单，却要花时间，亮亮做得很细心，我们也吃得津津有味。在食物面前，"吃"永远比"夸"更说明问题。

怕孩子太累，我们去附近餐厅吃了两顿饭，特地单给我要一个我能吃的菜。亮亮以前从不睡午觉，那天竟然破天荒地睡了两个小时的午觉。看来孩子真是累了！

下午他像红在时一样，按时把酸奶和削了皮的苹果送到我面前，因为那时候我总是把新鲜水果自己切成块放在原味酸奶里吃，自制新鲜的果粒酸奶，而不是在市场买，认为这样才更新鲜。

亮亮到饭点就开饭，没事就看烹饪书，很用心，也很负责，闲下来的时候和丈夫一起打扫家里的卫生，不怕脏不喊累，我很感激他，也知道为什么他开始这么慎重：我想亮亮这几天至少学会了如何做饭，以后自己生活中总会用得到，另一个更重要的就是责任感。

三天半的托管，亮亮把我照顾得很好，毕竟是孩子，作为奖励，我们不仅给了他比保姆工资还高的钱，作为劳动报酬，还送了他一部手机，他很开心。或许，要很多天、很多年以后，他才会意识到，这段经历让他得到的收获，不仅是这部手机。

亮亮是个好孩子！

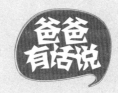

"

　　孩子，你们的妈妈是一个独立而坚强的女人。以前，如果不让她做事，简直比登天都难。但是，为了保证你们能够安全地降临到这个世界上，她心甘情愿地变成了一个"超级懒虫"——或许，你们根本无法理解我所表达的含义。但你们只须记住一点就好：为了你们，你们的妈妈做出了她这辈子从没有做出过的牺牲。

"

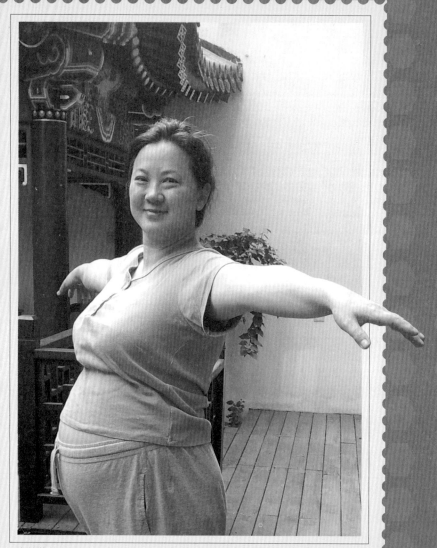

我的特殊月子

第三章
Chapter three

孕中期——好运连连，渐入佳境

曾经，我对"怀孕的女人最美丽"这句话嗤之以鼻，一脸的蝴蝶斑、臃肿的身材、不修边幅的穿着，那样的女人哪一点和美挂上钩？

终于，我自己成为了"那样的女人"。那是个阳光初现的清晨，我站在镜子前，镜中的女人浑身散发着母性的光辉，面容光洁，眼神温柔，身材结实而饱满，骄傲的突起的大肚子使行动有点笨拙和迟缓，这一切都因母子血脉相连而充满爱意与灵犀。她的周身似乎有一道圣洁的光环，就像夏日里开在清静池塘的一朵荷花，不骄不躁，不蔓不枝，我对美的认知就在那一刹那被颠覆了。

没了过去的风度，没了曼妙的身姿，没了最美的容颜，但是，又有什么关系呢？你们的安然存在就是我这一生赢得最漂亮的一场赌局。我有了你们，有了另一个角色，你们给了我无与伦比的准妈妈的美丽，给了我从未体验过的幸福感，也给了我数不尽的好运气……

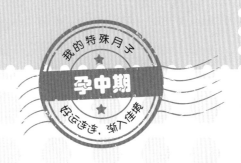

我家的幸福胎教

曾经，我希望做很多很多有意义的事；如今，我希望有很多很多的胎教知识。真是应了那句话：书到用时方恨少。

一涉及"胎教"两个字，各种专家各种说法，好像天女散花一般，我不敢轻易做出选择，生怕砸到头上的不是花瓣而是砖头。盼星星盼月亮盼来的孩子，我可不想在胎教上出大问题。

不过，有那么一句话说得好：父母是孩子最好的老师。据说，从古至今，那些成功的教育家在孩子的教育上，也通常遵循一个原则：把握住做人的根本，再因材施教。

一念至此，我也不再纠结。

丈夫坚持每日与胎宝宝说话，与孩子们分享人生感悟，讲述自己对他们的期望，我觉得这就是最好的早教，孩子们一定会喜欢的。

怀孕之前，我常听音乐。但并没对音乐的质量有过多严苛的要求，自己喜欢就好。不过，书上说，胎儿除了对自己母亲声音敏感外，还对浑厚的中音极为敏感，要选质量好的声碟，这样不会损坏孩子听力。我自己认为应该找些不太过激昂的，旋律舒缓的，因为这时的我更喜欢这样音乐，也想通过这样音乐让有时烦躁的我安静下来。我最喜欢的上世纪红遍半个地球的台湾歌星邓丽君的盘我可有好几张，但还需要购买几张其他的。

于是丈夫和侄儿亮亮带着我的购物单去了王府井书店音像制品店，搜罗钢琴曲、古筝曲、萨克斯曲、山口百惠和梅艳芳的专辑。

回来以后，亮亮把一摞CD放在我面前："人家说早就没有山口百惠的盘了，还说，让你奶奶到网上找找看。"

晕倒！我就那么老啦？！唉，还是找互联网帮忙吧。

我分享一切我喜欢的东西给孩子们。在胎教这件事上，我走得很慢，生怕急于求成和拔苗助长带来不好的影响。我愉悦，宝宝们自然会开心。

我希望胎教是幸福的，而我的幸福自然也是最好的胎教。而默默给我幸福的那个人，就是我丈夫。

怀孕进入第4个月，我的肚子越来越大，没怀孕时生活上都是我照顾他，怀孕后变成了他照顾我。

抛开世俗的身份和各种头衔，我像个小女人一样默默地享受着这份呵护，心里暖极了，然后悄悄把这小秘密分享给孩子们。

不过，丈夫晚上有应酬的时候，我就会像个落单的孩子在家苦等。可惜，我常常等着等着就等到梦里去了。

入睡后，我经常因为潮热睡不着觉。虽然窗子开着，温度也适宜，可我就是浑身不自在，躺下就想去厕所，坐起来又觉得坐骨神经隐隐作痛。

盖上毛巾被，热；不盖，又冷。睡，睡不着；不睡，眼皮不停打架……
这才刚刚17周，以后可怎么过啊……

见我在床上不停地"烙饼"，丈夫厚实的手掌慢慢地抚慰我，这一小小的动作足以让我感动，有他的关怀，我的不适缓解了许多。

不仅如此，他还搬来了落地扇，但没有朝着我直吹："加速空气流通，也许就没那么憋气了，实在不行，我一会儿拿把扇子过来。"

其实，我只是希望他能一直在身边陪我，仅此而已。但我也知道，工作上的事情他绝不可能甩手不管。家里家外，他是我的一片天。有这片天在，我马上就能如婴孩般睡得香甜了。

　　又到了周末，丈夫推掉了一切应酬，专心地陪我逛街采购秋冬款孕妇装。我和他，如同热恋中的情侣，走在繁华的北京街头，我幸福地享受着丈夫牵着我的手的感觉，希望就这样一直走下去。

愉悦是最好的胎教。

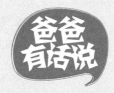

"

　　孩子们，爸爸今天正式向你们做个自我介绍：我叫张力军，是第一视频的集团董事局主席，准爸爸的使命感驱使着我每天隔着肚皮和没见过面的孩子们说话，叫你们好好成长，快快成长，我每天都在心里这样祈祷着、盼望着，而且我坚信你们能听到我的祝福，并且乖乖地按照爸爸的嘱咐，在妈妈肚子里成长呢！

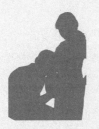

"

别让老人的爱，无处释放

怀孕，在任何一个家庭都是一件大事。

对于我们年事已高的父母来说，他们的急切和焦虑尤甚于一般家庭。而我的情况又是如此特殊，前3个月的惊心动魄，我生怕"竹篮打水一场空"，让他们伤心难过，因此，直到情况稳定才将怀孕的消息告诉他们。

"哎哟！你们俩不会是逗我老太婆开心吧？"

"是真的！"丈夫说。

"我快告诉你爸去！"

婆婆没有挂断电话，听着电话那头传来的"砰"的一声，知道她老人家肯定碰翻了什么东西，真是难为她了。

"怎么个情况？"听筒里传来公公的声音，确定消息后一向稳如泰山从不惊慌的他，语调微微发颤，"是真的吗？"

"要找好医院、好的医生，确保万无一失。"

公婆表示安排下，这两天就过来看我。"还是让她安心保胎，生后再来吧。"丈夫劝道。

其实是否让父母来，我和丈夫在准备告双方父母前就已经商量好了，他们听到消息想来，这很正常，但他们年逾古稀，都还需要人照顾，还是不来的好，因为：

一则，父母年龄都不小了，都是需要人照顾的时候，他们来后肯定忙这忙那，担心身体吃不消，一旦有闪失，我没有精力和体力照顾他们，但又不得不惦记他们，更累。

二则，这时我需要安静平稳的环境，不宜大喜，不宜多动。他们来了，不管怎样都要比我现在运动要多。这样不仅无法分担我的压力，反而可能增加我的顾虑，恐出意外。

可是，我的父母就没这么容易搞定了。

儿女就算长到了80岁，在父母眼里也仍然是孩子。所以，他们三天两头打电话过来，要么唠叨要我当心，要么声色俱厉地坚持要求过来照顾我。

这怎么行？

"别说了，如果需要你们过来，我肯定跟你们说！"反复沟通无效后，我的孩子脾气也犯了。其实我哪里不懂？俗话说，养儿方知父母恩。怀孕后，我更能体会父母生怕孩子遭罪的那份心情，也希望父母能在身边照顾，可现实情况摆在这里，由不得我心软。

几十年了，他们一直希望我能生下一儿半女。可他们是最懂我的，见我忙事业忙得风风火火的，没有像大部分父母那样不停地唠叨，我们得以全身心地投入工作。

TIPS

孕妇情绪不稳定怎么办？

怀孕时，由于激素分泌水平的变化，孕妇的情绪会变得非常不稳定。一件小事也可能引发大矛盾。所以，面对来自长辈过分的关心和唠叨时，一定要学会克制和沟通，可以给他们找些力所能及的事做，让他们有参与感，化解他们的过分担忧。

我真的感谢他们这么多年来给我的支持。

可我也希望爸爸妈妈能能理解我的心情，理解我的困境，理解我的焦虑和担忧。尽管我心里觉得对他们无比抱歉，但是我还是得坚持我的意见。

但是父母的爱总是要让他们释放出来才好。

唯一的办法，就是给他们找事做！

老人家担心我，更担心孩子。既然如此，就让他们提前释放对隔辈人的情感吧！让爷爷奶奶给孙子准备长命铜锁，姥姥姥爷给外孙子准备被子褥子。

除此之外，我和丈夫商量了等孩子出生后，陆续把他们接来看看。

一场风波就这么平息了。

养儿方知父母恩。

好孕，带来好运

听说第一次感觉胎动对准妈妈来说是件很美妙的事，我已经做好准备全身心地去感受宝宝们这一触动心灵的活动，但是直到孕16周，我仍然没有感到任何胎动，哪怕一丝丝感觉都没有。只有每次查体听胎心才感觉到他们的存在，又要出什么幺蛾子？

胎动还没感受到，却感受到了多数孕妇孕晚期症状的痛苦——

两只脚已经浮肿，开始脚面的血管看不到，没几天脚就肿得是正常时的一倍，自己的鞋早就不能穿了，穿丈夫的鞋。

乳房阵发性刺痛的感觉越来越明显，仿佛针刺一般。

双手掌心依然持续燥热，恨不得伸到冰箱里降降温。

尽管用着防妊娠纹的体油，但妊娠纹还是开始悄悄地地爬上我的肚皮了……

天！

要不是强烈的求子之心以及无处不在的幸福感，我真的会感到很痛苦。既然选择了超高龄孕育双胎，那么在享受准妈妈的快乐的同时，自然也得承受身体上的种种痛苦。我用丈夫以前的话安慰自己。

接下来的一段时间里，我似乎开启了"好运门"，接踵而至的喜讯，大大缓解了肉体上的痛苦。

一天傍晚，我收到了丈夫发来的短信："有要事，不回来吃晚饭。但要等我回来再睡。"

女人的直觉以及夫妻间的默契告诉我，绝对有好事！所以，我决定不管多晚，一定要等丈夫回来再睡！

晚上我熬不住了，正要上床睡觉，丈夫满面红光地回来时，我迫不及待地问："是有什么好消息吗？"

他一脸神秘："等下说。"然后就去换衣服，准备洗漱。我按捺不住好奇心，像个跟屁虫一样一步一步跟在了他后面。

丈夫不忍心让我一直站在地上，于是转身扶着我到床上，兴奋地说："我们写的关于APEC①，产业链重组的文章，已经被中办②正式通知采用，并提交给胡锦涛主席阅览，据说要写到主席在今年APEC报告中！"

我眼睛一亮，不困了！

"太好了！我和宝宝们都为你们骄傲！"

2012年8月27日，公司正式宣布我因怀孕而暂时离职的消息。至此，我们已经隐忍了3个多月！那个"狂喜无法分享，痛苦无处纾解"的阶段，总算熬过去了。我挺着隆起的肚皮，恣意地站在阳光下，好惬意！我的手机在接下来的几个小时里，几乎没有停过，我愿意与所有朋友分享这个好消息，也坦然地接受所有朋友的祝贺。

"王总：今天听到张总公布您怀孕的好消息，真是太高兴的！上周我和同事们在一起时还说从来没有见您休过这么长时间的假，猜测您是不是怀孕了？我们最希望听到的就是这个消息，今天真的听到了，真的是特别高兴！恭喜您，多注意身体！"

---

① APEC是亚太经济合作组织（Asia-Pacific Economic Cooperation）的简称，是亚太地区最具影响的经济合作官方论坛。2014年11月亚太经合组织(APEC)领导人峰会在北京举行，这是继2001年上海成功举办时隔13年后，APEC会议再次在中国举办。

② 中共中央办公厅的简称。

"恭喜王总！真为您和张总高兴！您好好养着，我们会继续努力，争取业务线上多报喜讯！"

"热烈祝贺热烈祝福！衷心地祈福王总一切平安顺利！我们全家祝您能开开心心孕育小baby！"

"恭喜恭喜恭喜您！替您高兴，真的！"

……

我来不及一一回复，却一条一条细细品读来自公司和各方面的祝福，每一条都弥足珍贵，读了又读，幸福感迅速攀升。我心怀感恩，热泪盈眶，读着每个人发来的短信，他们的形象历历在目，衷心地对着每一个仿佛出现在我面前的朋友们说声："谢谢！"

更让我想不到的是，丈夫上榜了——中国福布斯手机应用30强创始人！

那天晚上，我抱着他向他祝贺，丈夫摸着我的肚皮开玩笑说："这俩孩子的到来，让我们好事不断啊！"

没想到，更大的惊喜，还在后面！

既然享受着准妈妈的快乐，那么也要享受同时带来的身体痛苦。

我是大肚购物狂

　　女人是天生的感性动物，在一切美好的事物面前都没有抵抗力。怀孕的女人则愈加疯狂……

　　我才不管买回家的东西有没有用，我只担心宝宝们临时想用却找不到、买不到。

　　我才不管买回家的东西好不好看，只要我和丈夫觉得好看，那就是天下最好看的。

　　我才不管买回家的东西得花多少钱，只要是给宝宝用的，花再多的钱也不心疼。

　　这套婴儿服好看，料子手感好，做工细，买！

　　这套婴儿服款式很有趣，买！

　　这双小袜子看着好Q好温暖，买！

　　还有小帽子……我欲罢不能。

　　我把要买的宝宝衣服立即拍了照片发给丈夫，问意见。

　　他回短信说："你喜欢就买。"

　　要在以往，买衣服这种事我早就干脆利落地做了决定。但是这次是给宝宝们第一次买衣服，我认为丈夫和我一样，肯定会很甜蜜很享受，所以我想最好有他这个准爸爸在场。

　　我继续发短信："你也要喜欢，这样将来孩子们穿上，你才爱看我们的宝宝们。"

丈夫回："你挑的，我都爱。"

导购妹妹走过来寒暄，然后随着我的视线在琳琅满目的商品中流转，开始介绍各个产品的功能和特点。我抓紧时间"补课"，这才知道婴儿的世界完全是另一番光景，除了衣服帽子外，还有手套脚套、牙胶瓶嘴、睡衣包被、各种护理产品……

知识盲点太多，一时反应不过来，眼花缭乱地问这问那。

"这是干什么用的？"

"消毒锅，消毒宝宝奶瓶奶嘴，自动加热，消毒好后自动断电。断电后如要马上拿，用夹子夹出瓶子，别烫着，夹子在里面呢。"

"这又是干什么用的？"

"隔尿垫，放在宝宝身子下面床单上面，万一尿了，保护床垫床单不被尿湿。这里还有一次性的，用脏就扔掉挺方便的。"

……

看着巴掌大的小衣服，导购妹妹告诉我："这是刚出生的宝宝穿的内衣。"这么小呀，我看了又看："是不是太小了。"我自言自语，那时我对新生儿的大小还一点儿概念都没有。

选好了最喜欢的婴儿内衣、帽子和手脚套，决定立马付款。

可是我忽然发现其中一套上面有脏点，导购妹妹说帮我再找一件，可惜，没有库存了。

她推荐我买另一套，我嘀咕着："不一样哪行！"我心想，要给两个宝宝一样的待遇。

在其他几个柜台也遇见同样问题，看上的衣服没有两套一样的，真是奇怪！无奈我只得空手而归。可能是天意，第一次为宝宝们买衣服，一定要准父母都在，带着父母均衡的爱意才好。

由于长期卧床，逛时无所察觉，一到车上，我就感觉腿肌肉疼得坐不

婴儿床选择指南及注意事项

安全第一

1. 结构安全合理：护栏高65～70CM，护栏之间的间距标准是5.5CM。

2. 材质安全：承重部位不能使用有木结的木材，否则易出现断裂。材质以新西兰松木为最佳，桦木、柚木、水曲柳、椴木等都可选择。

3. 床底安全牢固：市场上床底采用合成板材，悬浮式置于床体内侧的婴儿床很危险。欧美的婴儿床多使用铁质床底和实木条床底，对床底与床体之间的连接设计和使用的连接五金件都有严格的要求，一般采用嵌入式或悬挂式连接，木材和金属床底的连接采用防滑螺丝。

4. 油漆环保安全：首先是闻味道，其次是看成分，婴儿床油漆不含重金属和甲醛等有害成分。彩色油漆的婴儿床对孩子视觉发育很好，但涂层较厚，遮盖了木材的本来面目，而木材的材质是否安全对婴儿十分重要。如果选择不上漆的婴儿床，建议在使用一段时间后上天然木油，以防止木材受潮变形。

5. 配件的安全：侧面护栏的打开配件主要有：旋转式、抽拉式、滑轨式，配件的材质决定护栏的使用寿命。滑轮的材质有普通塑料或再生塑料、工程塑料、尼龙、铁、不锈钢等。尼龙材质和不锈钢材质比较好。

6. 另外有轮子的婴儿床使用方便，但须注意轮子上是否有安全制动装置，且制动装置是否牢固。

功能第二

1. 加长功能：如果您想选一张能够满足孩子各个时期需要的儿童床，那么需要调节拉长功能。国内生产的婴儿床大部分是120厘米左右，可以用到3岁左右，欧美的婴儿床尺寸长度在140厘米左右，宽度78厘米左右，可以用到6岁左右。尺寸比较合理，使用的时间较长。

2. 摇摆功能：有比较大的争议，对婴儿的头部和床的结构是否安全还有待研究。

3. 床位高低的调节：可以选择2～4档的调节，能适应不同年龄段宝宝的需要。侧面护栏单边调低控制：可以减少意外松开对宝宝造成危险。

4. 尽量选择功能简单、尺寸合理、结构牢固的婴儿床。

安装第三

注意床板之间的连接孔距是否紧密，准确的孔位使床组装更容易，使用操作更方便，更能体现一张床的做工是否精细。

婴儿床垫的选择标准

　　过软或过硬的床垫都不利于宝贝的骨骼生长，要依据宝贝的体重选择相应的硬度，最好选手感有弹性、支撑力好的优质床垫。如天然椰棕加天然乳胶床垫，弹性支撑力适中，透气，抗虫，防螨，防霉变。但市场上销售的椰棕床垫也有用化学黏合剂进行合成的，不适合婴儿使用。所以要谨慎。另外床垫与床架之间有无间隙也要特别注意，如果有，表示床垫太小，应该更换，避免宝贝将手指头卡在里面。床垫的厚度一般在5～10CM比较合适，最大厚度不要超过13CM。

　　住，几次想让司机靠边停车，终于忍住了，赶紧回家。仍然是半躺在副驾驶，随手摸起车上的一把伞，用伞柄敲打大腿，一路敲到家，才终于有所缓解。

　　一进门，我已累到不行，赶紧躺床上。那一觉真是睡得香甜，醒来就决定，趁这几天身体好一点，要赶紧出去把该买的都给买了，比如宝宝们的床——这个必须要很安全，我得和丈夫一起去买。

　　我提前做了许多功课，好不容易等到周六，丈夫休息在家，我们一起去"宜家"给孩子们买床和床垫，床是宝宝们的第一要所，尤其新生儿，几乎24小时在上面。

　　以上种种要求最好能同时满足，如果不能如愿，就挑一个相对简单安全结实的，尤其要注意床侧护栏的高度和密度。

　　我们和许多初为人父初为人母的人一样，感觉给宝宝们选婴儿床是件幸福的事，心情比给我们自己选床还激动、还开心、还认真。

　　选罢婴儿床，唱着得胜歌，遥想降生日，两个儿子躺在里面，我的心情无比甜蜜。

50 岁的老司机

爱，可以改变一切。

丈夫从未想过有一天要手握方向盘，但为了我，为了孩子，毅然以50岁的"高龄"再次走向考场。

鉴于我特殊的身体状况，确诊怀孕时医生就一再叮嘱"绝不能开车"，我估计这种状态还要持续到生后1~2个月。于是和丈夫说：

"要不你去学个驾照吧。"

"不去，我是坐车的，不是开车的。"

"我不能开车，你学会了，可以开车接我和儿子们出院，那多有意义呀。"

丈夫没作声，我知道他在想这事。在这个年纪上学车，也真是难为他了。毕竟，由于国家相关政策和规定的一再收紧，驾照已经没那么好拿了。

征得丈夫同意后，我开始找朋友问学车的事，正好有新班，9月1日开课，如果顺利的话，最快10月底就能拿到驾照，天气不会太冷，学车不太受罪。一边给丈夫准备报名资料，一边给他电话，"这么快？！"丈夫不情愿地说，"那以后周末就没人陪你了。"但他还是让我半推半就地报了名。

从此每个星期六日的早上，丈夫都要很早就爬起来去驾校学习，每次走之前都雷打不动地摸摸我的肚子，叮嘱我，有时还假装气急败坏地说："一大早就得出去，我又不能跟儿子们说话了！"

"哟，你怎么知道是儿子？"

"肯定是儿子！"

"重男轻女的家伙，车来了，赶紧去驾校吧，别耽搁了。"

从小学到中学，从中学到大学，从大学到博士。丈夫在近30年的求学之路上，经历了无数次考试，哪一次不是勇往直前？唯独这一次有了一丝迟疑，我明白丈夫的心思：他从来没想到要开车，都到了这把年纪，要不是宝宝们的动力，他会一辈子坐车。

考交规那天一早要出门时，丈夫就在念叨，以为读完博士就把所有的考试都考完了，没想到了这把年纪又要考试去。嘴里说着不情愿，动作却利索，信心满满。

"这段时间，没想到的事情真是太多了，没想到有了两个儿子，没想到这么快就要去纳斯达克敲钟，没想到还得去考试……"丈夫一连念叨着三个"没想到"，亢奋地考试去了。

大约10点多，就发回好消息：通过了，99分！

我马上回短信热烈祝贺一番！尽管是意料之中，99分的高分还是令人喜悦不已。

回到家后，丈夫情绪仍旧非常高涨，意犹未尽地说：考试非常严，不少年轻人都没通过。本来我可以拿100分的，开始不熟练，鼠标点错了一个，唉！

他在惋惜自己的一分之差，殊不知这一分根本不会影响他在我心目中满分的形象。

我照例将爸爸的好成绩分享给肚子里的宝宝，让他们从小就成为爸爸的粉丝，和我一起为爸爸骄傲和自豪！

那天去医院查血糖，在等候室里和一个小朋友聊得起劲，孩子妈妈对孩子说："你看阿姨肚子里有个宝宝。"我笑着告诉那位小孩："阿姨肚子里有两个宝宝！"一时间周围家长都用羡慕目光微笑看我。我开心地享受着怀双胞胎的甜蜜，回想过往的一切痛苦，都是值得的！

　　整整两个月，丈夫每周都去学车，从不间断，终于在10月底拿到了驾照。之后我立即在网上帮他登记了购买小轿车的指标。万万没想到，老公运气好到爆！11月30日，提交申请才一个月，他居然中标了。要知道当时北京市小客车个人摇号中标率已不足2%。

宝宝们一天天长大，让我们更愿意学习，不断掌握新技能。

美国纽约传喜讯

怀孕第4个月的最后一天，下午吃过水果后感觉肚子格外胀，甚至肚皮有些胀痛。开始感觉疲劳，偶尔有气短的状况，无论如何收腹，肚子已能挡住视线，一眼望不到脚。我照例产检，结果显示腹围110厘米，体重76.4千克，一切正常。

怀孕进入第19周，这是我孕期最孤独的一周，因为丈夫要去美国，主持一件大事——中国手游（股票代码：CMGE）纳斯达克（NASDAQ）上市。而那一年恰逢中国概念股在美国遭受重创，股价暴跌，一时间没有新的中国概念股上市。

那天一早，依依不舍地送走丈夫后，我拿出跟着电视学的自制天然染发剂（用醋和黑豆，熬至膏状），让保姆红帮我染发。不知何时开始，我已成为DIY的高手，只要是对我有利，只要是对宝宝们有利，做起来不复杂，我都自己做，我享受这样的过程。

第二天早上，我收到一条来自丈夫的短信："美国已正式批准CMGE的上市申请。"

太棒了！通过啦！丈夫为此做出的努力，承受的压力，是常人想象不到的。而我现在唯一能够帮助他的，就是照顾好自己，让他能安心做事，不用为我和宝宝担心。

我定期做孕妇体检，每次做B超时我都要把胰岛素泵取下来，为了给B超好视野，从19周开始我试着将胰岛素泵打在大腿上。可是我的皮肤对黏膏过敏，打在大腿内侧，过敏更严重，边缘处起了一圈红色皮疹，极痒，而且走起路来随着大腿运动，粘在大腿内侧胰岛素泵的接触点揪得皮肤难受。后来我试着打在手臂外侧肌肉上，没想到效果还不错，只是把胰岛素用量增加了许多，因为四肢对胰岛素的吸收不如腹部。

我一个人孤军奋战，其中的辛苦和煎熬只有自己知道，不敢让丈夫分心。这时候，我更加想念丈夫，每天都扳着手指数他回来的日子。

丈夫每天早上必会发来短信问我和宝宝们的状况。

这天凌晨4点，我被尿意憋醒，醒来后就一直无法入眠，忽然一声手机信息提示音划破夜空，打开一看，是一张照片——丈夫被显示在美国纽约时代广场特大屏幕上，那是他参加上市仪式的场景，照片下面纳斯达克标记，他在短信里只写了四个字："成功上市。"

我立即兴奋起来，给他回了一条短信："你真棒！祝贺你们！你一定猜不到我就在两分钟前醒来，睡不着了，坐着，好像在等这一刻！热烈祝贺！！！吻你！"

我再也睡不着了，立即给公司高管们发了这张照片。没想到我凌晨这个点儿发的短信，居然许多人第一时间回复了我。

"太好了，这个照片太有意义了，这是我们第一视频的荣耀！我们一定会努力的，期待下一个就是我们。王总您得好好休息，呵呵。"

"终于成功啦？！"

"看到了，真是令人兴奋和鼓舞！我转发给大家一起见证这激动人心的时刻。王总您现在是准妈妈，一定要注意休息。"

"太好了！刚收到照片，马上发消息，谢谢！"

……

信息涌入太快，无数的人和我一样激动得一夜无眠。

我也嘱咐亮亮把好消息给爷爷奶奶分享，然后也给我家发了短信，赞美丈夫做的一切。

隔天早晨，迫不及待地上网看了纳斯达克现场仪式的录像，尽管只是看录像，我的心还是怦怦直跳。我为他骄傲，肚子里的孩子，也在为自己的爸爸骄傲！

激动喜悦的心情实在无法平复，此刻感觉身体也好多了，肚子不太坠胀，大便也正常啦，仿若世间一切美好！

窗外的雨淅淅沥沥的，保姆红喃喃地说："又下雨了。"

我连忙接过话来："好哇，这是财呀！"

接下来的任务，就是等待丈夫归来了。或许是怀着好心情，日子都觉得过得快了一些。每天睡前抚摸肚子和宝贝儿说会儿话，丈夫不在，他那份我也要代劳。

白天过得还挺不错，肚子的坠胀感减轻了些，走路就轻便多了。可是一到晚上就难过了，每晚要起4次床，时间相似：0点多、1点多、3点多、4点多。老同学lynn说这是未出世孩子的作息，先让母亲熟悉。我觉得这个说法没准儿是真的。

睡不好的直接负反应就是上火症状，牙床痛，舌头好似生了泡。

怀孕进入第20周，测量体重和腹围，没有增长，反而有所回落，心想必是思念所致。

两天后，丈夫从美国风尘仆仆地赶回来，我一见到他就跟他来了个大大的拥抱。

只是，我隆起的肚子已经无法让我们拥抱地更紧密，现在我的肚子已经很大，外人看了还以为我马上要生啦，我很自豪。

我们俩都急切地询问、关心着对方的状况，像是一场比赛似的，丈夫边吃饭，我边问个不停。

丈夫草草说："这次总算顺利，也有意想不到的困难，好在都过去了。"

他话锋一转，又转到我的身体上来。尽管很疲惫，他还是和孩子们说了一会儿话，一躺上床，就听到他传来的呼噜声。那一天，他整整睡了16个半小时。

后来我才知道，这次的美国之行，他真的太累了，完全得不到休息，几乎马不停蹄地在工作。加上饮食水土不服，让他的肠胃遭了不少罪。

这一切的辛苦，终于有了回报——中国手游成功上市，仪式在纽约时代广场大屏直播，全球商业金融信息和财经资讯的领先提供商彭博通讯社等世界级媒体同步直播，当时所有在时代广场上的游客纷纷涌向大屏幕，那场面空前浩大，真是太震撼了，是我从未想象过的。

中国企业走进美国市场，走进世界。是中国的骄傲啊！

中国手游不负重望，在美国备受青睐，股价从刚上市的15美元一路飙升，最高达40美元。中国社保基金和中国投资经过周密市场调研，入股了中国手游，并成为他们入驻美股的第一只股票。

这一切的好消息，都是对我的祝福吗？感谢上苍！

我现在唯一能够帮助他的，就是照顾好自己，让他能安心做事，不用为我和宝宝担心。

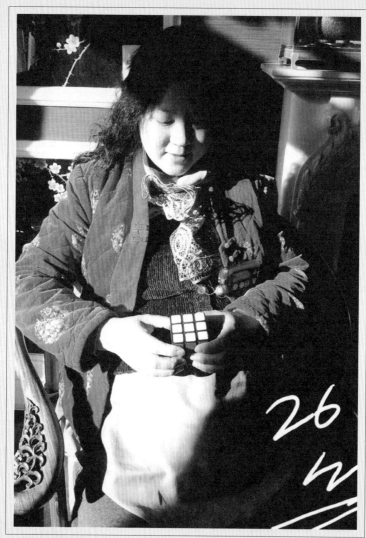

我的特殊月子

第四章
Chapter four

保胎——这是一场艰苦的持久战

　　躲过一次次的危机，打赢一场场的胜仗，当我以为熬过了最艰难的时刻，更艰难的问题却接连出现。一宿宿彻夜无眠，一日日心烦意乱，我被各种疼痛折磨得精疲力竭，濒临崩溃。

　　可是，只要一想到你们，我的孩子们，一想到你们与我同在，我就有了无穷的勇气。过去那个连打针都怕得要命的我，如今已变得无比坚强。任何困难都不能让我停下脚步，哪怕地动山摇。明明知道前方是最痛苦的陷阱，我还是会义无反顾，勇往直前，承受这一切痛苦与磨难，只求上苍，让你们在我温暖的子宫里，多待一天，再多待一天……

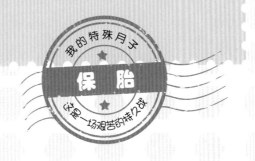

第一次胎动

丈夫生日的前一天，我在网上为他订了酸奶乳酪蛋糕，打算好好庆祝一番，最近真是有太多值得庆祝的事情了。

然而凌晨一过，我就开始腹泻，到早上9个小时拉了7次，吃东西拉，喝水也拉。

我原定再过几天就要去医院例行查体，便决定先在家观察。于是自我安慰着，腹泻下也好，把前几个月便秘积攒的毒素排出去吧！

早餐，红特地做了丈夫爱吃的天津小吃锅巴菜，配上在外面买的油饼和豆腐脑，丈夫美美地大吃了一顿。而我只能喝点鲜榨的橘子汁，煮了苹果和无花果的水来止泻。自怀孕以来，为了安胎，我们很少请朋友来家做客，也很少外出会朋友，即使这天是丈夫的生日，也只有我们3个人一起庆祝。

由于折腾了一夜，早餐后我竟然躺在阳光普照的沙发上睡着了，醒来看到丈夫坐在我身边的椅子上陪着我，顿时心里暖暖的，笑着睁开了眼。

他说："你睡着的样子，太可爱了！"

我想，无论什么年龄、什么状态，女人能得到所爱的人发自肺腑的赞美与呵护，总是不甚甜蜜的。我尽情地沉浸在这美好的感受中。

由于我腹泻，全家人都迁就我，也怕我嘴馋，没有为寿星准备饕餮盛宴。丈夫点了最简单的红菜汤和天津打卤面，这便是我们的午餐了。尽管简

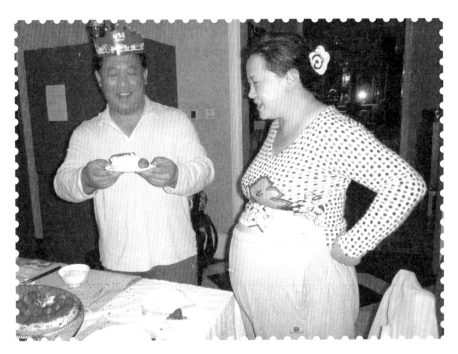

↑　庆生@幸福甜蜜的一家人

单、朴实，丈夫还是吃得很享受。

此时我订购的生日蛋糕到了。即使是3个人，我也唱了生日歌，吹了蜡烛，正式为丈夫送上生日的祝福，有他有我，还有我肚子中未曾谋面的宝宝们，我们一家人在一起就足够非常幸福甜蜜啦。

下午，大约是心情愉悦，自我护理得当，腹泻竟然止住了，我也稍稍放了心。

10月5日，我的孕期进入21周，阳光明媚，我坐在屋子外面晒太阳。育儿书上说这个月是宝宝长牙和长骨骼的时候，要多晒太阳，有利于补钙。

突然，我感觉左侧腹部咕噜咕噜动了两下，欣喜若狂，问红是不是胎动？她满脸堆笑，兴奋无比，笃定地回答："肯定是！肠蠕动谁感觉得到啊？！但是如果胎儿动了就总动，是不是动了好几次？"她满怀期待地等我回答。

可我要令她失望了，当天我一直特别留意着，却再没有出现类似动静，喜悦被期待所取代。

晚上鼻子堵了，憋气睡不着觉，胃还有些烧灼感，又得坐着睡。不知不觉，像这样已经有近一个月了。我的坐睡功力与日俱增。

没过几天又出现脚肿的现象，以往轻拍大腿两侧就可以缓解，但现在怎么拍也都无济于事。臃肿的脚像被压着沙袋一样，严重的时候连台阶都上不去了。

例行产检这天早上，我们像往常一样，丈夫把我送上车，嘱咐司机慢开。我独自一人去了医院。怀孕以来，我一直认为自己能处理好一切，所以产检一直自己去，让保姆红在家做饭。

一到医院就查血压，只听到测血压的护士冲我惊呼："怎么回事？你！怎么回事？"

血压计显示：150/80毫米汞柱。我也跟着吓了一跳，琢磨着哪儿不对，解释道："可能刚走过来，急了点儿，要不再测一次？"

稍作调整后，护士再次测量，结果还是高：142/80毫米汞柱，护士无奈地说："一会儿人不多了，你再来测一下。"

看到血压值有所回落，我觉得护士有些大惊小怪了。我没怎么放在心上，便利用这段时间先去做B超了。

然而，B超结果更不让人省心！B超医生在看右下胎儿时，表情忽然凝重了，似在自言自语：羊水怎么这么少哇，肚皮厚本来就看不清楚，再没羊水衬托更看不清了，面部不清……这孩子够呛能保住。

我听得心惊胆战，背脊发凉。

可是一切都还是要等主管医生来答复我。我连忙拿了B超结果往门诊走，希望能尽快见到杨主任，给我吃颗定心丸！杨主任不动声色地给我量腹围，听胎心，然后说道："你今天住院观察一下吧，你血压突然升高，脚肿，羊水少都是危险信号。住进来吧，正好今天有床。"

　　我二话没说立马答应下来，生怕有一丝迟疑，床位就没了。我的心，像是抓住了救命稻草一样。实际上她不说我也会主动要求的。

　　我很感激杨主任。如果一天之内听到这么多坏消息，恐怕丈夫的心彻底无法平静了。如果当时不入院，恐怕以后也就没什么安生日子过了。

无论什么年龄、什么状态，
女人能得到所爱的人发自肺腑的
赞美与呵护，总是不甚甜蜜的。

英雄母亲归来

我一边办入院手续，一边给丈夫发短信让他回电。可他并没立即回复。

我的心情一时半会儿没法平静，于是给好朋友王护士长打电话，她让我听医生安排，暂不要惊慌。

这时我已办好手续到了病房，护士嘱咐我："你住2床，不要离开病房，一会儿医生和护士就会来。早晨订午餐，这会儿你午餐订不上了，可以叫外卖，晚上就可以订医院的餐了。"

外卖？自怀孕后我一直注意饮食安全，出去吃饭都极少，更不用说叫外卖了。我心里有点恐惧，看看表，刚10点，我心想，现在时间还早，倒不如回家吃了再回来。

当我向护士提出回家的要求时，她坚决地拒绝了。

护士走后，不一会儿，丈夫终于来电话了。我压抑不住内心的不安，急忙将情况告诉他，他先是一惊，马上说："我下午就过去，你把要的东西发我，我一起带去。"

我撂下丈夫电话，开始写住院需带物品。

我把能想到的都写完，看看表，11点，医生还没影儿，我又去护士站争取回家，正遇见刚下手术的马医生，一身绿色手术服，梳着短辫，开朗、热情、干练，见了我就像老相识，张开双臂笑着说："你不能走，一会儿医生就来，你胎儿羊水过少，随时有胎死腹中的可能。"

听了这话，我不敢多动，赶紧回房间躺下。

紧接着，我找护士要来外卖菜单，没想到选择真不少，而且都是附近的餐厅。这些菜单是护士们根据以往孕妇订餐情况收集起来的，真是方便又贴心。我选了自己能吃的订了。

  不一会儿，王护士长带着我所住病房的总护士长来看我，总护士长见到我开口便说：别怕，我们这儿因为羊水少住院的人有的是……

  我好像终于看见亲人，一开口，泪水就忍不住流了出来，我手忙脚乱地用手擦，不管用，泪水压根止不住，没有纸巾，又用袖子抹。我从未有过这样脆弱的时刻。

  护士长们不停地安慰我，终于让我平静了下来。

  下午3点多，上午见的马医生带队来查房。

  她见我第一句话就说："真不容易呀，咱一定争取保……"

  眼泪再次决堤，我只能点头，哽咽着不能说话，最后好不容易说出一个完整的句子："一定要保住他们呀！"

  医生安慰完我，还是不得不说出最坏的可能性："你要做好心理准备，万一孩子有畸形怎么办？"

  我哽咽着回答："生下来。"

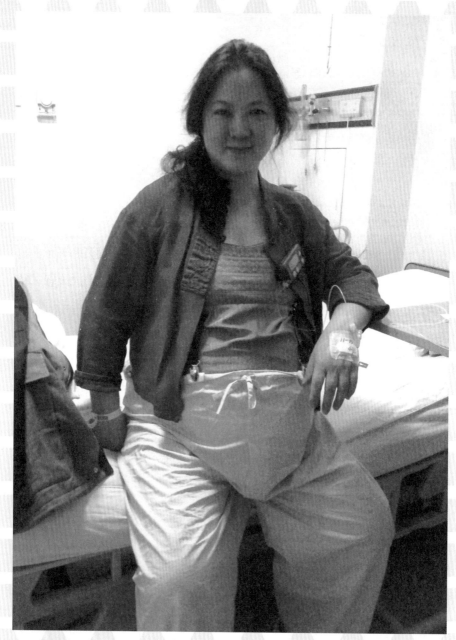

↑ 入院第一天

我一定要让医生看到我的决心，请他们力保孩子们，尽管我知道他们一定会尽力。

晚些时候，丈夫来了，医生找我们谈话，告诉我们最坏结果，任我们心头有多少伤，多少痛，多少怕，还是义无反顾地签了字。

傍晚，国际医疗部的林松柏主任和王护士长都来了，见了林主任，我由衷地说道："你们这儿管理得真好，环境整洁，医护人员都很亲切，解释问题也很有耐心。"他谦虚地笑了笑，接着给我们讲了和我相关的案例，鼓励我们不要怕。丈夫也在网上看了许多相关问题的讨论，心里才有些底。我们必须建立起自信，自己不倒塌下，才能保孩子啊！

第一天住院，晚上我把所有人打发走，我认为我可以自理。

住院后的情况比我想象得要好很多，经过各种深入检查，没有发现更严重的问题。我也渐渐宽心。住院两天后，测血压为130/70，胎心是每分钟130～140次。早上头不晕了，舒适的时候，我常在楼道中走走，运动一下。

杨主任来查房，跟她说了腹泻的事，她思考着：这对羊水会有影响。随即安排了我过两天复查B超，如有改进可出院回家休养。

我把我腹泻，多尿，憋气，此外左侧卧位时右侧有拉痛的情况也咨询了主管医生。

医生认为腹泻和羊水少有关；多尿，查查有无感染，如没有就是膀胱压迫；拉痛可能是韧带受牵拉，问题不大。

医生开了硫酸镁输液，前30分钟快滴，我迅速感觉到液体进入血管引起的刺痛，我咬着牙忍耐，在脑海里想象宝宝的画面，一次一次忍过难挨的时光。半个小时过后，接着是连续3轮5小时的硫酸镁慢速输液，预计要一直持续到第二天早上5点。

我输了两管后时间已经到了23：30，值班医生说，今天输液开始时间晚了点儿，为了让我休息好，最后一管不输了，给我注射进去，这样快，但是有点儿痛，得打些麻药后进行。

麻药？我心想这针一定很疼，我还是尽量减少不必要的疼痛，于是希望还是输液。医生没有勉强我，为了让我休息好，他们决定最后一管不输了。

接下来，在医院里就基本和硫酸镁为伍了，连续3天，医生嘱咐要多喝水，并记录24小时尿量。

这时我需要有人24小时照顾了，要量尿量还要照顾我输液。不想用保姆红做陪伴，要让她回家给丈夫做饭，这样家里环境不会改变，丈夫的健康也相对有保障，我生怕丈夫累倒，这时候除了我外谁都不能倒下。于是和丈夫商量，我们在医院请了个护工。

有了护工，丈夫还是坚持每天下班就来，哪怕只是陪着我输液而已。晚上我们就在医院定个餐，像刚结婚的小夫妻一样，凑在一起吃上一顿不在乎味道只在乎陪伴的晚餐，然后心疼彼此地把好菜往对方碗里夹。无论贫穷与富贵，总是想给对方好的，这便是爱最本能的反应吧。

第二天输液，头30分钟的硫酸镁快推仍然让我感觉头晕晕的，人好像进入云端，眼睛睁开看哪都模糊，头晕的有点要呕，躺下去更憋气。稍转身或转头，看的东西都拖着尾巴，头像是要炸开的痛。斜坐在床上不敢动，不敢躺下，难受得不敢睁眼，没有任何伤心，没有任何委屈，没有任何抱怨，但泪水却不由自主地淌出来。

护工小汤看罢慌了，连忙要去找医生。

"等等，再看看还有什么症状。"我叫住她，不想轻易惊扰医生，我想要看看到底还有什么其他症状，一起跟医生讲。

30分钟快速后接着又是一管接一管长达5小时的慢速输液，我试着让自己平复下来，深呼吸、平静……症状明显见好，但仍有头晕，头痛，转头看物拖影仍有，整天不敢睁眼。

医生说，这种药扩张血管，会有这症状。

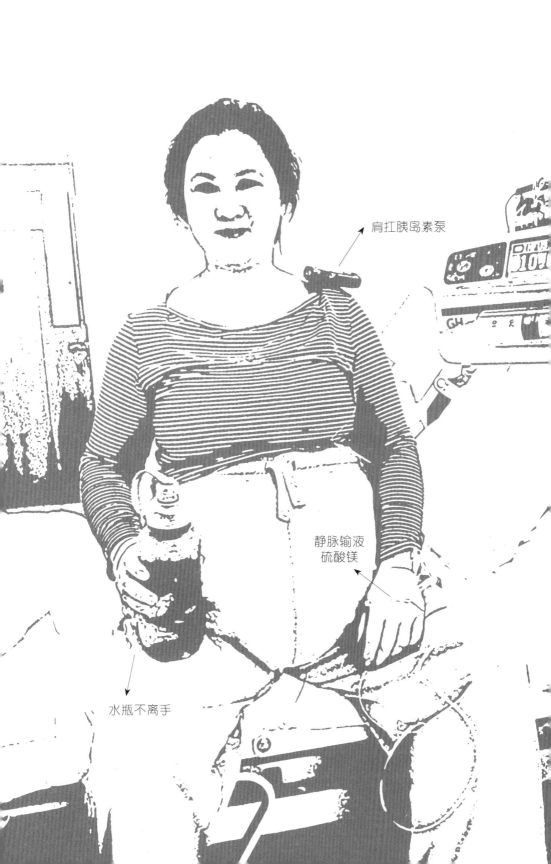

肩扛胰岛素泵

静脉输液
硫酸镁

水瓶不离手

布置婴儿房

首先我找来电工，让他把屋顶一圈嵌入式的9个筒灯改成蓝色星星、黄色月亮、黄色太阳和红色心形的五颜六色的灯，各种图案，这是我和丈夫亲自去买的。安装之前还让特意让红去买了暖色的节能灯泡给换上，这样既好看，又节能，并且一用几年都可以不用再换！

电工师傅倒腾了大半天时间才装好，不过细枝末节之处都处理得很细心，我很满意。

装完了灯，再把床重新安排就位，每个缝隙都擦拭干净，再铺上棉被和床单，婴儿房顿时温馨起来，我在脑子里琢磨着还需要添置的东西，想象着婴儿房即将成形的模样，成就感不请自来。

好不容易注射完，身体和精神都很疲惫，可是夜间的睡眠恐惧症已悄悄加重，我惧怕平躺，惧怕睡觉。

我那5个多月的肚子，已经像个大橄榄球绑在身前了，坐着都困难，更别说躺下和起床了，且尿频，所以夜里我不愿意躺平睡觉。因为腿部浮肿，我坐在床上要尽量把腿抬高，放在床上，这样就会顶到位置低的宝宝。直角坐，坐骨神经痛。躺和半躺，硕大的肚子又压迫膀胱，总有尿意，所以躺累了就只有站着。以前还能看看书，现在心烦得什么书都看不进去了。我十八般武艺用尽，最后终于寻得一个不雅观的坐姿以缓解疲劳：我将两腿劈开放在床上，这样肚子正好在两腿之间搭在床上，好受些，被子对角披在肩上，其余部分正好盖在腿上。

每每听到外面别的孕妈妈被推去产房生产的车轮声，我总会情不自禁地想，什么时候把我推走呀！

隔天上午做B超复查羊水，导医要用轮椅推我去，但我坚持自己走去，在床上待久了，我极需要活动活动。

B超医生问我："多少周了？"

我回答说："22周。"

"做过排畸吗？"

我一下没反应过来，木讷地问："什么叫排畸？"

"看来没做过，"医生说："你这个周数该做了，你下午再来，下午的机器比这台好，你周数小，又是双胎不好看清。"

下午B超结果很满意：羊水2.8。从9号的1.7经3天治疗，增加了1.1。

丈夫特意赶过来陪我，知道结果，我们都很高兴不已。这段时间以来，丈夫总是叮嘱我多喝水，现在羊水上来了，他觉得和他让喝水的功劳也分不开。看他那高兴得像个孩子的样子，我也笑了。

不过医生还是说右下面胎儿位置太低了，胎音几乎在右腹股沟处才听得到。好在两个胎儿的心音皆正常。

10月15日，农历九月初一，早晨抽血验蛋白，还要做一次B超看是否有胸腹水。就在17周产检的时候，杨主任就发现我的肚子特别大，当时我也常常感觉到肚子大，走起路来得好像有水在里面荡，杨主任特地要B超医生重点看看有否腹水，万幸的是结果显示正常。住院部的医生们也都放心了，随即给我下达了出院通知。

身体舒坦一点，心情就跟着快乐一截，出院后我开始和红着手布置婴儿房。与宝宝见面的时间越来越近了，我总想为孩子们多做一些实事。

早已腾出来的婴儿房目前空无一物，我的灵感却在每个角落一触即发。

晚上丈夫回来，第一件事就是去看婴儿房。我打开灯，哇！我们都不由自主地惊叫起来，晚上的房间比白天更有漂亮，各色灯汇在一起，交相呼应，两张白色的小床被暖暖的柔柔的光线簇拥着并列着睡在那里……

只等我的孩子们降临了！

满心地欢喜，满心地期盼。

打响 28 周保卫战

夏天在不经意中已经走到了尾声，北京的秋天来得果断干脆，从红端给我第一碗雪梨银耳汤之时，我就知道，秋天已经到了。

体重在增加，腹围也一涨再涨，偏偏仅仅出现过一次的胎动再也没有造访，直到我10月16日出院的当天傍晚。

那几天的天气不太好，阴雨绵绵的，温度一下子降了不少，我赶紧穿上厚毛衣、厚裤子，还是不觉回暖。

住院那几天，每天输液到很晚，强忍着坚持了一周没有洗澡洗头，浑身不舒服，回家终于能够舒服地洗了个澡。洗完澡，一身轻松，突然感觉肋下左上腹有明显动静，且不是一下，而是频繁的好几下，这是胎动！咕噜咕噜的，右下中腹也有同样动静。

这感觉太不可思议了，我明显地感觉到宝宝们的存在！真是太好了，我期盼已久的胎动终于真真实实地回归了！

晚上丈夫回来，迫不及待想要向他展示孩子们的问候，我冒着秋夜的凉风亮出肚皮，却一等再等，也没有动静。

这事儿也求不来，只好再碰机会了。"这俩宝宝这几天可能兴奋了，和我打招呼。"我用衣服盖好肚皮："人家说男孩儿动是咕噜咕噜的感觉，女孩儿动是蹬和踹的感觉，不知对不对。"

尽管没看到胎动，丈夫还是一点也不减喜悦之情，并像是从我的话中找到依据一般："我就说嘛，这是两个儿子。"

其实，对于我们这么大年纪要孩子，这般艰辛才要到的孩子，无论男孩女孩都是一样爱，只是性别还存有悬念的时候，总想去猜度猜度，也是一番趣味。

晚饭后，丈夫照常帮我做脚和腿部按摩，十分用心。看着他卖力按摩的样子，不禁感叹他实在是太辛苦了，家里、外头一把手，再加上学车，我住院期间他天天好几头地跑，不论刮风下雨。真心疼他！我这种情况，他做准爸爸的也不容易，看着他，千言万语的感激只化为一句"我会更好地照顾你"，内心就充满了感动与说不出的浓浓爱意。

睡前，体贴的丈夫又在沙发铺上了被褥，给我营造让我舒服点的可躺可坐的环境。

在鼻塞、尿频、坐骨神经痛等多番摧残下，我坚毅地来到了孕期第23周。早在上次住院之时，杨主任就已经给我设立好了三个目标：第一个目标，28周不变；第二个目标，30周；第三个目标，32周。掰着手指算日子，眼看距离第一目标不远了，我便迫不及待地找来白板笔，在白板上写下：保28周的倒计时：还剩42天。最后盯着数字"42"发呆，这个看起来不远的日子，又似乎非常遥远……于是，不由自主地在数字后面，加了个"唉！"

过了没多大一会儿，我又晃到白板那儿的时候，忽然发现上面的"唉"字，变成了"爱"字，是丈夫的笔体。

心里涌起一股暖流，故意问："谁改的？"

丈夫答："还有谁，我呗。"

我们二人相视而笑，正式打响"28周保卫战"。其实怀孕和做企业管理也有不约而同之处，有目标，才有明确的方向，从而更能汇聚勇气，将困难逐个击破，直奔目标而去。这些日子身体的不适让我有点消极，还记得最初医生就说过："你要受不少苦哇。"现在走了一大半了，也不知道接下来等着我的苦，还有哪些。

摸着肚子和宝宝们说话："宝宝们，爸爸妈妈一定好好和医生配合，为了你们，吃再大苦也愿意，你们要坚强，咱一起奔28周。"

有爱人的陪伴，有明确的目标，接下来我除了全力以赴保28周，不敢多想！

我相信：有付出才能有收获。

我乐观对待每到傍晚就出现的鼻塞；坚持白天尽量力所能及地多走动，希望能将减少晚上的坐骨神经痛，还有每天认真按时吃药。

肚子越来越大，视线判断开始不准，经常被门框或椅子背碰到，好在我动作迟缓无大碍。我开始每天都在寻找身体新的支撑点，试图让坐、卧、立、尽可能舒服一点儿，终于，皇天不负有心人，我找到了翻身不痛的方法：

往哪边躺，就用同侧的手臂伸直稍用力地稳住大肚子，直到翻好身。这样腹部韧带不像以前那么拉痛，更不会牵动五脏六腑和头疼痛，由于右侧胎儿位置低，采用左侧卧位，从左侧卧位直接起床，而不是先躺平再起来，一点儿一点儿地蹭到床边，再下地。这种尝试经过几晚的验证后发现有效，缓解了我起床和卧床的痛苦，睡得比以前要好，坐睡时间也缩短了。

10月底，我盼来了又一次的产检，因为每次检查都能多了解一些宝宝的信息，所以我特别盼望每一次去医院做产检。

产检的日子我总是起得特别早，有了上次的入院经历，这回和红一起出的门，她背着我的包，里面有我的早餐：热烧饼、鸡蛋以及少量水。此外，我还带着一些神秘的"装备"，如一次性碗（用于接尿），血糖测量仪，一次性马桶坐垫等。常备身边，总是有备无患。

我到得早，总有比我更早的，B超已经排在第10个了，照例量了血压和体重，算算时间还有50分钟才能到我。我带的早餐就正好派上用场了，惬意地坐下吃我的早餐。因为出门早，产检有时要抽空腹血，早餐就到抽血后再吃。我会带上一个煮鸡蛋，再带个家里自制的杂粮烧饼过去，等就诊的工夫来吃早餐。产科和别的科室不一样，产妇一般都没有传染病，病菌相对较少，不脏，红从供水锅炉房给我打来热水，吃得自在。

刚吃，母婴护理公司的人凑过来搭讪，向我推荐他们的月嫂：说是受过协和医院培训的。知道我是双胎，那更是感觉大生意上门了，给我提了个好建议：请一个月嫂再请一个育婴嫂，月嫂走了，育婴嫂正用，还熟悉情况。

这个主意不错，我放在心上了。做完B超后，我赶紧奔去找杨主任做产检。

杨主任听胎音，一个在左上，一个在右下，离得远，量腹围15厘米，摸宫高已到肋下。

杨主任看了B超结果：由于水肿，原来看得清楚的左侧胎儿，现在也有看不清的地方了，而右侧羊水状况仍然不佳，仅有1.6，胎儿也出现了明显的个头大小不一的现象。

"到28周就来住院吧，孩子在肚里能待多久是多久。"杨主任停了停，见我担心的样子，继续说："你要担心，现在住院也可以。"

我感激地看着杨主任，总觉得遇见这样设身处地为患者考虑的医生很难得，只消我一个眼神，她就能意会我的苦恼。

那时，B超结果总很吓人，胎动又不像其他孕妇那样频繁，每天能感觉到一次就很不容易了，只靠听胎心判断胎儿情况。所以，我恨不得一直住在医院里，随时有医生的照料，总放得下心一些。但这些心思还要和丈夫商量后再定。

杨主任真是慧眼能读心，又说："或者下次11月13日来产检时再住院也行。"

我忙不迭地答应了。

血糖休想再添乱

两天后又到医院，这次是看内分泌，只要不做B超，我心里倒是坦然得很，特别是对控制血糖，我已经很有自信。

结果出来：血压125/78，血糖空腹4.6，餐后不过6.7，果然不出我所料。赵医生都乐呵了，夸我控制得好。我洋洋自得，心理暗忖：无法掌控的事已经太多太多，既然有胰岛素泵帮我，我当然更要尽己所能地做好自我管控，不辜负这背了几个月的泵啊！

其实控糖很简单。

按照营养医生指点的量，远远大于我日常吃的量。多吃粗粮，每顿吃得八分饱，加上午茶、下午茶和消夜，换句话说把以前的三餐变为4~5餐，每餐变换着吃，餐后走走步。一点儿不枯燥，一点儿不痛苦。

我在每天的测血糖中发现，一旦吃纯白米、白面等精细粮，血糖值就高得吓人，所以自怀孕后，一天三餐我都严格地不再吃纯白米、白面等精细粮，取而代之的是五谷杂粮或精细粮掺着粗粮。为此我和红特地跟着电视台生活频道学如何做粗粮不难吃，再根据自己血糖高的特点在作料上加以取舍，这样粗粮就真的不那么难以接受了。

在营养方面，人家孕妇一天吃几个鸡蛋，我觉得没那个必要，一天一个鸡蛋足已，只是让红到市场去买最大的鸡蛋煮给我吃。有一次去医院检查，被旁人见到，都惊讶不已，问我：怎么这么大的鸡蛋？

除了吃鸡蛋外，肉和鱼我基本不太限制，但为了不让宝宝们长得过快，

个人饮食大公开

早餐：7:30

鸡蛋搭配一个不到1两左右的窝窝头或者杂面饼，再来一碗牛奶或杂粮粥或自制豆浆。

上午茶：10:00左右（早餐后2小时，测血糖，之后正好是上午茶时间。）

美国生杏仁8粒，一小把坚果，把一个新鲜苹果或桃子切成小块，把它们都放入碗中，倒入牛奶或酸奶，一杯新鲜可口的双果奶（果粒，坚果）就完成了。非常健康美味。

中餐和晚餐：12:00和19:00

中餐和晚餐，各只吃2两左右的主食，有时候甚至不足1两，主要吃些肉菜，补充能量和营养。

下午茶：15:00左右

中餐后2小时测血糖，之后也会加餐，夏天喝酸奶，到了秋冬，则是以水果为主。天气凉了，那些冷饮、凉菜就不吃了。

消夜：21:30左右

晚上睡前，喝一小碗梨汤，吃点儿红给我做的燕窝，生津润肺，提高免疫力，我坚持喝了大半年，基本不感冒。

为了让饮食得到最好的消化，平稳血糖值，我还养成了一个习惯，就是每顿饭后都要散步，室内室外都好，能帮助降血糖。其实，说是散步，实际上走路不到50步，不敢多走，就是想走也走不动，不过只要锻炼了，就能对降血糖有帮助。

此外，由于羊水少，遵医嘱有事无事多喝白水也是好的，我一般用带有刻度的容器喝，一天喝2升以上。

病房自制燕窝

　　将一盏或适量燕窝用凉水泡6～8小时，水稍多放些。用小镊子清理泡开的燕窝上的脏东西，黑的或羽毛。放在炖盅里隔水炖半小时即可。

　　我怕过敏，不加奶，血糖高，也不加冰糖。直接吃就很好。

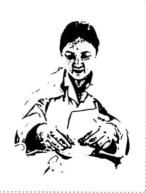

在肚子里多待些日子，还是以白肉为主。在饮食中，我尽量多选择新鲜、简单、普通的。以前吃的甲鱼、鱼翅、动物和鱼类内脏等统统都不吃了，只吃最普通的鸡鸭鱼肉，做法也是最家常的，不猎奇，生怕对胎儿有不良影响。在我孕晚期的时候，每天晚上我都会自制半盏燕窝吃下，这是小叔子特地送的。

有付出才能有收获。

艰苦的日子数着过

做好了心理准备，就要勇于面对不断增添的新烦恼，一边想办法歼灭各种阻碍我前行的病症，一边也要给自己不断地找乐子来与"苦"抗衡！既然一开始选择了倔强，现在就要这成为一份甜蜜的责任，我要为它负责到底！

宝宝们的苗壮成长，让我的体重飞速达到83.2公斤，增长了将近10公斤，身体笨拙得从病床走到房门不到10步的距离都吃力，新问题赶紧钻空子般地接踵而至。

在入院前就活动艰难，上楼梯必须用力抓住栏杆往上爬，困难程度逐渐逼近"攀岩"，丈夫必须从后面托我一把才行。不仅上不去楼，下楼也不好使，腿脚肿得弯不了，步步吃力，不久就不能上下楼了。

别说上下楼了，就连上下床都成了困难，会直接引起腹痛，下床时又添了新毛病，脚在落地瞬间还会爆发剧烈的胀痛，仿佛全脚的毛细血管都要崩裂了。以前坐久了才会出现的下腹压痛，现在坐不到10分钟就开始了，大约是因为有一个胎儿在右腹下方极低的位置，又在逐渐长大，压迫感越来越强。

人家要到孕晚期才会出现的状况，在我这里通通提前了，这些状况有时候还干脆约好了一起来。

睡的时候还好好的，起来时就感觉身体完全进入了另一种状态：前有胃胀、后有背痛。努力睁开眼睛看看时间，漫漫长夜才过去了仅仅两个小时。为了不影响丈夫，闭着眼睛养神，细细去体会——感觉是肚子里硬了，向上顶到胃。我也跟着挺直身体，像一根被绷紧的皮筋。可是，这样也不

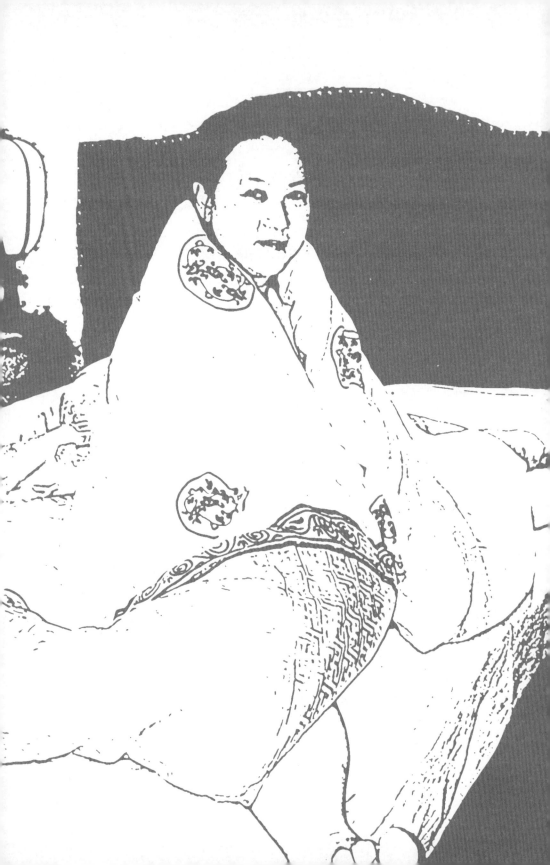

行，因为会导致背部的肩膀处和脊柱两旁的肌肉如针扎般疼痛，一直在持续。

本身就是坐睡，受不了了只好站起来走动下，慢慢挪到床边，艰难地下地，手臂在身体两侧做慢慢的小幅度的前后摆动。由于频率很低，对身体不造成伤害，便能持续地多做一会儿。没料到，第二天疼痛还真的得到了缓解。

见我如此辛苦，丈夫也心有余而力不足，只是总盼望着这辛苦能换个幸福的结果。上次因为羊水少而住院的事丈夫一直都放在心里，最近气候入秋，他更是愈发重视"多喝水"这件事。一天下班回来，竟给我带了个1升容量的巨大保温杯，他说有了这个，就能提醒我每天不断喝水了，还告诉红白天要督促我喝水。

此外，丈夫还坚持睡前给我按摩，希望减轻我的痛苦。后来，丈夫的活儿又增加一项，那就是每天帮我拿个小暖水袋敷一敷坐骨神经疼的地方。原本这活儿我自己揽着，可惜肚子越来越大，手触及不到了。丈夫像宠孩子一般从我手上取过去，帮我敷。这场持久战中，丈夫俨然成了我的最佳拍档和最大精神支柱。我想，孩子之所以被称为爱情的结晶，就是在孕育他的过程中，我们更懂得关爱彼此吧！

我每天一边大量饮水，一边关注我最近开始起新变化的肚子，十分满意。因为，镜子里的小肚子开始往前翘起来了，从视觉上观察，应该是一直待在偏下位置的胎儿处也有了羊水，肚子才能挺起来！眼看肚子真的成了一个极其夸张的大橄榄球。忍不住要像所有经历这宝贵时期的妈妈们一样，拍照留念。

怀孕进入第六个月的最后一周，我一方面吃美国大杏仁治疗好了便秘这个老顽疾；另一方面由于鼻子越来越堵，于是开始吸氧！

吸氧本是轻松之事，为了方便，我更买了氧气罐到家里自己定时吸。然

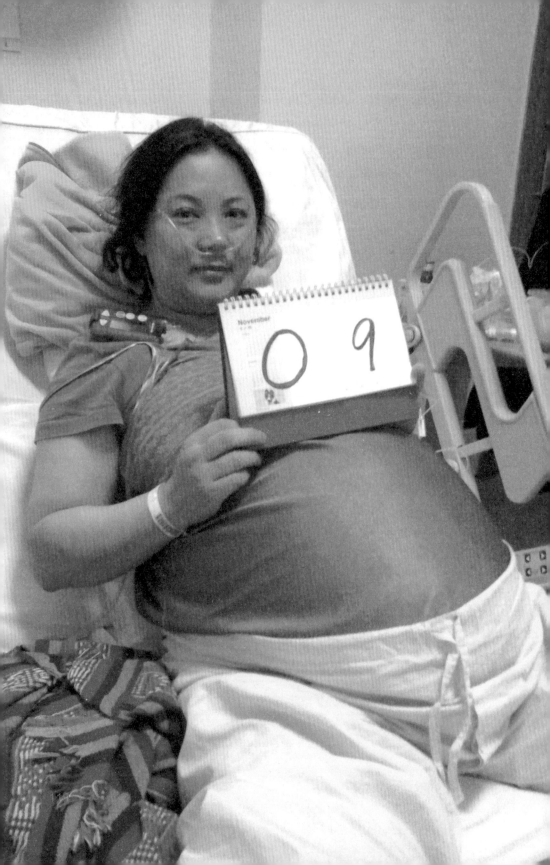

而氧气管的塑料味实在超乎我的想象，再加上孕妇的嗅觉尤为敏锐，远远闻到就想吐，何况还要插在鼻孔里，吸氧也是件痛苦的事！

像盼星星，盼月亮一样，盼着28周的到来，因为过了28周，宝宝们安全成活的几率就多一些。每天都要去看几次白板，似乎那上面的数字每被我看一眼，就能减少一天……

不管怎样，再苦再难，一想到宝宝们，需要在我肚子多待一阵子，多待一个月，哪怕多待一天。只要能不断地为自己制造甘甜，创造回忆，苦又奈何？一颗心，为了自己的目标，为了孩子，坚持就是胜利！何况，我还有一个如此体贴入微的丈夫，当我煎熬、期待又或者正幻想着美好未来的时候，他正拿着各种按摩油、按摩膏，边为我做各个疼痛部位的舒缓按摩，边和孩子们说说话……此情此景，我永远铭记于心。

坚持就是胜利！

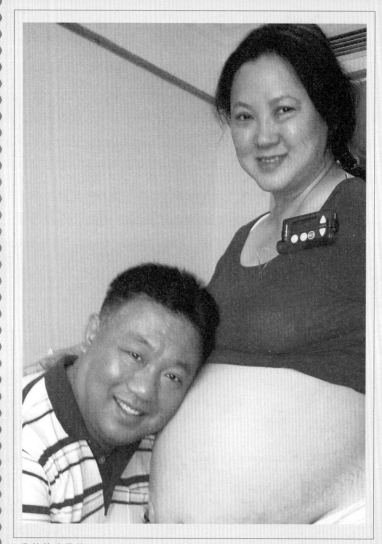

我的特殊月子

第五章
Chapter five

孕晚期——惊心·动魄的等待

日复一日，身体越发臃肿不堪，行动越来越迟缓，我对此毫不介意，甚至暗自窃喜，这意味着你们在我的身体里安然无恙。

尽管我已经尽了最大努力，想让你们像其他宝宝一样瓜熟蒂落，可你们出生的日子终究还是提前了。我欣喜又惶恐，欣喜的是这样的分离意味着另一种形式的相见，我恋恋不舍又迫不及待；惶恐的是这场相见有太多危险，稍有不慎，就满盘皆输。为此，我竭尽所能找到最优秀的医生，做好最周密的安排，确保这场相见意义非凡且万无一失。

躺在手术台上的我，一次又一次在脑海里想象着你们的模样，一次又一次修改见到你们时我想对你们说的第一句话，可是，事情却永远无法按照我们希望的轨迹发展……

入院准备，紧锣密鼓

丈夫又出差了，家里显得特别安静，打电话给他，说那边的事情还没有处理完，还得待上两天，我倍感失落。

晚上没有他帮我按摩，所有症状好像都加重了一倍，非常难受，好不容易才睡着。这些日子，腿肿的皮肤好像很薄，痒时会用手去抓，半睡半醒间，忽然觉得小腿上有液体淌下来，心里一惊：是不是因为皮肤干痒挠破了？

但我抵挡不住疲倦的侵袭，很快又睡着了。第二天才发现腿上的液体不是血，而是不知名的液体，腿周围的被子被打湿了，而皮肤似乎也没有明显破损，怎么回事？

没有皮肤的破溃，又离我住院的日子不远了，最后决定还是等住院的时候再系统检查吧。

丈夫终于回来了，却染上了风寒，嗓子疼、有痰、鼻音严重、喷嚏打个不停，我既心疼又不得不敬而远之，总不能让自己的状况雪上加霜。放在往常，我会让丈夫尽量少吃药，扛过去。可是现在不行，丈夫心急，中西药全部上阵，温开水、梨汤轮番倒进肚子，一定要在最短时间内击退风寒。

"我打算这个月13号，我下次产检的时候就去住院，一直住到宝宝出生。"我和他商量。

"嗯？"丈夫放下水杯，一脸疑惑，"为什么这么早就住院？"

"咱家到医院顺利的话开车需要40多分钟，如果堵车或下雪天，那时间根本没办法预计。万一我出现什么状况，从家往医院赶，可能来不及，不如住在医院里踏实。第二，在医院里，医生每天都要听胎心，万一有情况会及时处理，我们心里也踏实一些。第三，到13号我产检那天，离满28周还剩15天，现在可是关键时刻，我不敢冒任何风险，哪怕很小的风险，我们以前一直的努力不就是为了有好结果吗？"

"可医院吃的不如家里啊！"

我笑着说："协和医院国际医疗部的条件还可以，你不是也挺喜欢那儿的饭？我每天订饭吃，你们一周再给我送点儿就行了。"

丈夫同意了，商量好了住院的事，我心疼丈夫，反复叮嘱他在我住院的时候不要天天往医院跑，将来宝宝出来了还有得忙，所以必须从现在开始养精蓄锐。

自制简易计时器

倒计时牌着实让我动了脑，在家里就写在白板上好了，医院里没地儿放，不能破坏环境呀，但我又不想花钱买，自己做吧，怎么做？眼睛迅速浏览室内可用物品，最后在一个小的台历前停下，这不正是我要找的做倒计时牌的材料？！

首先，把日历的每一张从中间剪开，以前的一页，剪后变成为两流，可以分别翻起，这样个位和十位数字就可以分别展示了，再在上面直接用马克笔写上数字，到生之前十位从0～5够用了，个位从0～9，它既可以倒计时也可正计时——只要翻的方向相反即可。这样我就可以先保28周的倒计，等冲过28周后就可以正计时，方便又经济！既有计时器的效果又能看日历，一举两得。

临产住院携带物品清单

1. 入院物品

设备：

电子相框，倒计时牌，小音箱，手机及充电器，分娩后通信录，血糖仪及其配件，胰岛素泵及其管路和助针器，简易榨汁机，保温水杯，凉水杯，加湿器，小炖锅。

日用：

防辐射服，孕妇用的按摩油和按摩膏和精油，眼霜，面霜，橄榄油，牙刷，牙膏和漱口液（产后特殊时期用），香皂，浴液，洗面奶，洗发液和免洗洗发液，湿纸巾，面巾纸，卷纸，小镜子，发夹，发圈。

一次性内裤，短袖T恤，防辐射衣，防寒服，长袖外衣，棉拖鞋，披肩，口罩，枕头，剪子，指甲刀，一次性马桶垫，废报纸。

苹果，雪花梨，银耳，冰糖，燕窝，巧克力，三色油，小苏打，盐。

有鞘的水果刀，吸管，一次性大碗（多些，用于接尿，吃饭临时用），一次性杯子，一次性勺和叉，一次性碟子，一次性桌布，保鲜袋，保鲜盒1~2个，微波炉盒1个。

证件和钱：

身份证，医院卡，银行卡，零钱，书，杂志。

2. 手术前后所需物品

① 产妇所需物品清单：

照相机及充电器，录像机及充电器，暖水袋，吸奶器，空箱子（回来打包用）。

产妇护垫，免洗身体清洁柔湿巾，产褥期卫生巾，产褥期护理垫，防溢乳垫，一次性防溢乳垫，医用无纺布三方开内裤，一次性内裤，厚袜。

② 宝宝所需物品清单：

设备：

大小奶瓶，奶嘴，储奶盒，储奶袋，奶瓶消毒器，奶瓶刷，吸鼻器，多功能保温袋。

食品：奶粉。

衣服：内衣，围嘴。

用品：

奶瓶清洗剂，婴儿手口湿巾，毛巾（大、小、方的），护臀膏，婴儿洗衣皂，耳孔清洁棉棒，婴儿沐浴露，婴儿体油，婴儿润肤霜，脱脂棉，纱布，婴儿小盆，小勺，尿不湿，隔尿垫，海绵。

3. 出院所带物品

红色皮靴，防寒裤，大衣，围巾，防风保暖帽，长袖T恤，毛衣，棉背心，棉衣，秋裤，手套，口罩。

不得不说的题外话：

随着时间的推移，肚子越来越大，越来越大。每次起床和躺下，都会觉得肚子像个球一样压在身上，所以每次躺下都要按照步骤缓慢进行：坐在床上，两腿分开，肚子就在两腿之间，右手拉着右腿做平衡，保持慢速，慢慢躺下，同时左手始终托扶着肚子。躺下后，右手把被子盖上，在右手和双腿配合下一点儿一点儿蹭到舒服体位，左手再放开肚子，这样用1~2分钟才能躺好。

摆好肚子和腿后，只能保持这一个角度睡觉，因此很累，所以要经常起来溜达溜达，甩甩手，再揉揉左肩和左胯，然后再在床上坐坐，每次都要折腾半小时才能再躺下。

起床难度更是有增无减，双臂使劲支撑身体坐起来，蹭到床边，还要外加一番疼痛——脚着地瞬间感觉脚部和小腿血管爆裂的痛。

所以一般早6点左右起来后就再不想睡了，恐惧睡眠越来越重。

眼看住院的日子越来越近了，我开始罗列物品清单，因为这次住院时间会长些，一直到把宝宝生出来，待产加上手术，先预计按两个月准备。所以我将物品清单分为三类：

1. 入院时所带物品清单；

2. 手术生产包；

3. 出院所带物品清单。

好像有预感早产儿无法和妈妈一起出院，暂时没有整理出院时宝宝们所需要的物品。

整理好，打印出来，一式两份，丈夫一份，我一份，信息公开，以便随时增减。

这次住院，我把它当作一场"修行"。首先要有良好的心态和心情，我是为了解除忧虑而去的，那就要用阳光心态面对将来发生的一切；其次，我更要保持自己的信心满满，都走到这一步了，除了让医生带给我希望外，我更要向医生展现出自己的信念。

为了不让自己烦闷和减少痛苦的感觉，除带上生活必需品外，我特地准备了两件极其特别的随身物品，那就是——电子相框和倒计时牌。既能听听音乐放松心情，也能时常看看照片和录像回忆痛并快乐的珍贵时光。趁周末丈夫在家，我们一起整理了怀孕后拍摄的所有照片与视频，配上我平时最喜欢的音乐，一并存进电子相框中，这样我住院的日子就不会那么无聊，病房也会因此而显得温馨了！

"倒计时牌"既可以数着日子，又能提醒自己向关键时间节点不断努力。

到了最后关口，我不敢冒任何风险，哪怕很小的风险！

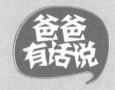

"

妻子一向坚强，在第一次住院以后，她在许多妊娠反应上都显得愈发顽强，一般的小问题，她都不想惊动医生，更不会主动要求住院。所以，这一次当她主动接受医生的建议，决定去住院保胎的时候，我觉得事情重大，坚决支持。

于是，事情一定下来，我们就开始积极准备，周密安排。已经到了孕晚期，不作他想，我们就死心塌地地准备住到孩子生下来后再回来。这样一算，要住一两个月，我不由得心里一紧，妻子会有多辛苦啊！

但是，一想到医院有最及时、最周密的保护措施，无论对孩子还是对母亲都是最好的，带着这份对协和医院的无比信任，我的心才稳稳放了下来。

"

状况堪忧，目标重新修订

11月13日一大早，红就和丈夫为我整理好一大箱子的行李，像出远门一样，准备奔向北京协和医院。

临行前，丈夫问我："今天13号？"

我愣了一下："对啊，13号，怎么了？"

"13——要生，要1个人入院，3个人出来，哈哈。祝我们顺利成功！"丈夫说着掏出手机给我录了一段。

嗯！一个人入院，三个人出来，我盼着那一天的到来！

忙完了入院手续，坐在病床上，清点现金和证件。本科学医的我深知预防为主的硬道理，医院里出来进去的人较多，不能把贵重东西放在那。留下充了1000元饭钱的医院饭卡和200元现金备用，其他的证件和现金一律让丈夫带走。

住下不久，杨主任就来了，笑着设立目标：咱怎么着也得坚持过28周，最好争取到达32周。

我连忙表决心说："好，努力，全力配合。有您在我就有信心！"

马医生带队查房的时候，我告诉他们2周前小腿渗液的事情，并拿照片给他们看。

马医生说："你穿紧身袜吧，促进下肢静脉回流，待会儿我让护士给你拿来。"

她又笑着说："你真沉得住气，居然没来看。"

随后护士来了，给我量了尺寸，说穿L号的紧身袜就行了。

我不禁自语：这肿得像大象腿一样的腿还能穿进去紧身袜吗？就在我拿着袜子发呆的时候，护士来了，不由分说给我穿上了。尽管勒得难受，总算这种治疗方法无痛无创啊！

不听话的丈夫下班后还是过来了，我心里快活得不得了，拉他聊到晚上，再催他赶紧回家休息。谁让我这么矛盾呢？看到他，就舍不得他离开。

住在医院里，可做的事不多，得到的温暖不少。

住院第一天，输液结束后时间还早，就想把自己给整理一番，晚上打算洗个澡。可是，胳膊上有保留针头……

踌躇之间，护士送来一次性手套和胶带，帮我包好，以免进水。再三叮嘱我一定要有人陪伴下才能洗头洗澡。上次住院没这么说。洗澡的时候有针头的胳膊要抬高些，尽量用另一只手洗。我犹豫再三，心里还是不踏实，护士见我摇摆不定，也劝我还是暂时不洗，我说："那好吧，等换针头时再洗。"

护士也爽快，告诉我白天她们可以帮我洗头，我喜上眉梢，她们的贴心服务真是令人倍感温暖啊！

只是，丈夫当初的忧虑成了真，之前住院一周，觉得三餐果腹即可，偶有可口的食物，就多吃一些。可是现在要长期住下来，餐饮成了我揪心的问题。

尤其是早餐，千篇一律的：牛奶、馒头或花卷，鸡蛋或蒸蛋，一包榨菜。

首先，食物不够新鲜，无论是酸奶还是牛奶，大多是生产10多天以后，接近有效期的。虽然没有坏，但是同样外面的价格，拿给孕妇喝近有效期的，从人文关怀上，就缺乏那么一点真诚。

其次，病房里妊娠高血糖、高血压患者不在少数，这亘古不变的白米、白面的主食，是高血糖孕妇一大忌，令人无所适从，我就不敢吃。

第三，是我个人最为接受不了的，就是早餐没有青菜，千篇一律的一小包榨菜（咸菜），这是对孕妇、尤其是高血压孕妇来说，是多么不健康呀！

作为各种综合征的孕妇，我迫切需要奶制品和新鲜蔬菜，最不需要的就是咸菜！明天给他们提意见看看。

第二天我还真的给送餐的人提了意见，追问有没有其他套餐，比如杂粮的。

送餐的人答：还有一种，杂粮餐，主食每天都是窝头。

我好像看到希望，继续问："除了窝头还加其他杂粮吗？或者每天窝头的做法有没有变化，或者有其他添加吗？

答："没有，每天都是一样的窝头，没有任何添加。"

我神情黯淡，就是吃杂粮，我一直追求把杂粮做得好吃一点儿，这也是一种生活品质，看我沉思，正好来看我的保姆红笑着说："他的窝头肯定你吃不惯，拉嗓子，我还是给你送吧。"

想到经常在电视上看到协和的营养科医师给大家讲如何吃，就问："你们这儿的餐是营养科医师定的吗？"

出乎我意料，回答是肯定的。

我无法理解，专门给人治病的地方，怎么就不能在病人的饮食上下点功夫呢？基本的营养搭配总还是要有的吧。现在都提倡粗细搭配营养更好。

职业病犯起来我也无奈，多想跟他们谈谈，若能更关注早餐这个小细节，该有多好，毕竟这里住的都是孕产妇啊！不过，话又说回来，除了早餐的瑕疵外，这儿的中餐、晚餐都还不错。

抱着帮助所有住院孕妇的心情，我也较真起来，让送餐人拿来意见表，认真地填写我的意见，我深信这是有意义的事情，至少为了后来人。

不过很可惜，我的意见，他们选择性地采纳了，取消了咸菜，但仍没有青菜，早餐变得更索然无味了，幸好我入院前从家准备了三色油，才得以自行解决。

第一个夜晚几乎是醒着过的，既没有睡意，也找不到入睡的姿势，晃晃荡荡到第二天。检查一切良好，就连胎心都听得清楚了，从前一直在腹股沟附近徘徊的胎儿竟然不知什么时候移动到肚脐右边了，真是一个惊喜！

杨主任详细了解我的情况后，经过反复权衡，重申了奋斗目标：第一目标28周，第二目标30周，第三目标32周。

我默默地在心里给自己鼓劲：军令如山！定当竭尽全力！

一个人入院，三个人出来，我盼着12月13日这一天的到来！

孕晚期又出血，雪上加霜

11月5日开始连续三天注射硫酸镁，强烈的痛、热、晕的药作用，让我的反应变慢了几拍、四肢麻木、眼皮抬不起来、行动缓慢，我怀疑自己是不是要变成木头人了？

肚子又开始变得不安分起来，时而坠涨、疼痛，时而变得很硬，似乎胎儿正在肚子里翻江倒海，心都要被挤出来了！可是几分钟就后自行缓解了。

会不会是宫缩？

我赶紧向医生询问宫缩是什么感觉，因为入院以来医生总问我是否有胎动。

医生回答说："腹痛，腹硬，有时腹部突起。"

医生见我一脸茫然，改口问道："你以前有过痛经吗？宫缩像痛经的感觉。"

我说："没有。"

医生继续说："难怪，不痛经、没生过孩子的人就不知道宫缩的滋味。宫缩是一阵一阵有规律的，你描述的痛不太像，不过再痛的话，马上找我们。"

我若有所思地点头，目送医生离开。

凌晨4:43，尿意把我从睡梦中拽回现实，我坐在床上准备去卫生间，突然感觉下体黏黏的，好像有东西流出来，借着楼道里透进的微光，赫然发现洁白的床单上有几大块暗色痕迹。不由地大叫："小夏，快，快快，叫医生，我出血啦！"

小夏是我这次住院找的护工，她听到我的喊声，飞也似的跑了出去。

值班医生很快来到病房，问了情况，又查看了出血，然后让护士给我换床单并叮嘱我把床单留给白天的主管医生看。接着又听胎心，两个胎儿都没问题。值班医生马上安排B超检查，显示未出现异常，也没找到出血点。于是，我忐忑不安地睡了过去。

第二天一早又做了B超显示仍一切正常，我才真正放下了心。

可是，出血事件并没有放过我。一周后的一个夜晚，我醒来的时候再次感觉有液体从下面流出，用手一摸，黏的，不敢动，我心里一阵发凉，赶紧叫小夏找医生。

又出血了！

医生来了以后，看了出血量，问了情况，听了胎心，最后做了宫缩监护，然后说道："有几次小宫缩。"

而B超结果则显示：由于下腹水肿看不太清，但没看到胎盘分离现象。

这说明胎儿暂时安全，我松了一口气。

只是，这才刚到27周，就两次出血，而且都是在凌晨，真不敢想象如果没有住院，该会惹出多大的麻烦。庆幸当时自己的入院决定，也佩服杨主任的过人经验，要不是她建议我住院，我可能会晚些才考虑入院的问题。

第二天是周一，主管医生们都上班了，为了安全起见，他们决定给我找出血点，所以不得不再做一次B超检查。

宝宝们的胎心位置一直在变，找起来很费时间。于是杨主任建议B超医生在我做B超时把胎心位置标出来，还特地嘱咐我的主管医生尹婕陪我一同前往，以便掌握第一手资料。尹婕果然不辱使命，第一时间就在我的肚皮上标出了胎心的位置。尹医生一直等着我的B超结果，还好结果很乐观：右侧原来羊水少的胎儿，羊水上来了，以前羊水深度1.6，现在达到4.0

多。并且两个胎儿头部开始往下走，形成"头位"。

好不容易盼到一点好结果，尹医生说："28周会有像我说的那样宫缩，32周还会有，到了32周血容量都有变化，胎儿体积变大，你憋气的感觉会愈发严重。

我想，多少苦我都挨过来了，憋气又算什么呢？只要宝宝好，一切都不是问题！

晚上丈夫来了，把这好消息告诉他，他在长吁一口气后，终于高兴地叫了出来！我们真是无时无刻不紧张着啊，生怕一个不好，我们都会被打回原形。

只要宝宝好，一切都不是问题！

月嫂搜寻记

隔天早上杨主任查房，更是给我带来了好消息，说一个胎儿达到1000克，另一个还不到。掂量了一下，2斤的宝宝，才多小啊，我的肚子都快要撑开花了……

杨主任原本就每天都来查房，自从我出血后，连周六日休息，也不放松，人不来，电话到。杨主任的仁心仁术常常令我感激不已，也正是如此，更驱使着我充满信心，向前不断奔跑。

检查一切顺利后，我开始张罗宝宝们出生后的事儿，趁我现在状态不错，要赶紧把请月嫂的事儿给定下来。于是，找出曾经向我推荐过月嫂的中心电话，约对方到我病房见面。

她不厌其烦地向我介绍着，说她们的月嫂都是经过协和医院培训的，专业、有经验。我早听朋友说找月嫂不需要找名头高级的，中级的即可，认真还负责。而我对月嫂的要求是首先面相周正，慈善，爱宝宝，最好能有些经验，尤其是要有带双胞胎的经验。

推荐人殷勤地说："她们都爱宝宝，看不见宝宝受不了。"

瞧她夸张的样子，我忍不住要笑，向她要了中级月嫂简历来看，翻来翻去，终于看上了一个面相合眼缘又有经验的，定好第二天就来面试。

可惜，第二天相中的月嫂没来，经纪人又拿着几份简历来了，说："你看中的那个人这个月回家休息了。这里还有你再看看。"

大概扫了下，都是高价的，我敷衍地挑了几个，让她们改天来面试，心想看了本人再说。

不久，病房里来了场面试真人秀，一个一个月嫂从我房间进来又出去，可我一个都没挑中，推荐人说她回去再找好的给我。

她走后，小夏进来递给我一本小册子：你看看这家，楼道里收到的。

多个选择也好，我也打电话约了这家来。

谁知这家一来就给我闹了个笑话，经纪人坐下就说："你妈妈说你要找月嫂。"

我妈？对方指的是小夏？我顿时又好气又好笑，说："她不是我妈，我有这么年轻，她有这么老吗？"原来是一场自以为是的误会，说着大家都笑了。

不过还是第一家动作快，第二天，那位推荐人就直接带着一个月嫂来了，我仔细观察对方，中等个头，大眼睛，有点儿黑，湖南人，齐眉齐耳短发，看着还文静，叫秀。眼缘不错，再看看经验，干了多年，带过双胞胎，看她带宝宝的照片、神态，喜欢。我没带宝宝经验，随便问了问，回答甚好，就是她了。

各方面都很满意，唯独……秀价格果真不菲。但是想想，特殊时期，宝宝健康比什么都重要，能带好宝宝，母子健健康康的，这钱就省出来了。后来事实证明，我选对了。

月嫂对新妈妈来说很重要，经过严格培训的月嫂知道一些最新的科学育婴的方法。正是经过北京协和医院培训的秀，在我月子期间教会我许多科学的护理新生儿的方法，再加上我学医的基础，更重要的是宝宝们出院后，我们每月都带他们去协和医院儿科查体，医生们给了我们最前沿、最科学的育婴指导，摒弃了经验育儿的陋习，在医生的指点下，我们的两个宝宝迅速成长，每次去见医生，他们都夸我的宝宝们养得好，就这么养！

跌跌撞撞，完成第一目标

2012年11月26日，周一，自制计时器直指数字"0"，这意味着我成功实现第一目标——怀孕28周！

翻过计时器的那一刻，我兴奋不已！

医生说，过了孕28周，胎儿即是早产，成活率也很高。据了解，协和医院还有让24周早产儿成活的历史记录，所以，我打从心眼里松了一口气。

但是我的目标不是28周，革命尚未成功，我们仍需努力！我积极地调整倒计时牌，开始下一个目标——冲刺30周倒计时。

一切都在朝着好的方向前进。

体重85公斤，比上周轻1公斤；腹围118厘米，比上周小2厘米。数据都在缩减，不是我瘦了，而是身体水肿有所减轻！

再次复查B超，羊水正常，胎心胎动都很好。

这简直是我这名超高龄初产妇跌跌撞撞进入孕28周后，得到的最好礼物！

心情好起来以后，我开始像正常的女人一样关心起"八卦"新闻，比如小夏跟我说医院里又有谁生了，谁谁生了双胞胎，一个是龙凤胎，一个是俩儿子……

晚上把小夏说的这些告诉了丈夫，他立即激动起来：那咱以后也是龙凤胎吗？一想到这个，还真是挺激动的，想知道宝宝的性别，想知道他们长得像谁，想知道他们在想什么……

28周之后，肚子的膨胀依然持续中，笨拙如牛，酸痛疲劳感更是如影随形，每天最舒服的时刻就是晚上小夏帮我擦身、抹油。

这天，朋友打电话说她妈从山东要给我送被子来，都是新棉花做的。下午新棉被到，她们还买了一堆尿布，妈妈范儿十足，我留住她们在病房里聊了好久，取妈妈经，舍不得她们回去。

可是，隔天杨主任来查房，看到琳琅满目的宝宝用品，表情又恢复往日的"凝重"："拿走吧，还是赶快拿回家去。"

我从她的面庞中读懂了她的意思，她不希望我急着把宝宝生出来，宝宝能在肚子里多待一天就多一重保障，这被褥一来，好像宝宝马上要出生了一样。以前听医生说过：宝宝们在肚里多待一天，至少相当于他们出来后在外面生长发育3天，所以要尽量让宝宝在肚里待的时间长些。我顿悟了医生的意思，连忙给丈夫打电话，让他当天就把东西都拿回家收纳好。

护工守则

　　我为了能更好地和医生们沟通，给护工临时定了简单的几条规则，既保护了个人隐私，又保证我和医护人员的畅快沟通：

　　1. 医护人员来了，要出去门外等。

　　2. 我家人来了可到楼道休息一下，隔1小时左右进来看看需要什么。

　　3. 动我东西要事先和我打招呼。

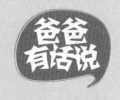

"

　　这是我有生以来第一次体会到什么是"度日如年"。医生说对于妻子这样的超高龄初产妇，28周是胎儿娩出也能存活的最短时限。所以，28周对我们有着特殊意义。能否顺利坚持到28周，是我、妻子、儿子和医生们共同努力的目标！

　　在妻子的病房桌子上有个倒计时牌，写着倒计时到28周的数字，过一天翻一个数，如果数字到零，就意味着到了28周，我们就取得了决定性的胜利，如果在这个时间点之前出现问题，就会非常麻烦，甚至前功尽弃。所以，尽管大家都没讲，但每天的倒计时牌时刻提醒大家，每天我到医院都会鼓励妻子：离28周还有几天了，坚持，也会和宝宝们讲：努力啊，我们的宝宝们！然后和医生们一起期待明天的情况更好。

　　有一天，妻子终于跟我讲：翻牌子，到零了！终于到了28周，我们相拥庆贺，赶快拿出手机拍照，记录下来这个历史时刻，我们取得了决定性的胜利！我们又成功地闯过了一关！我抱着大肚子也和宝宝们说，祝贺宝贝们，你们真棒！

"

我再也跑不动了

每天早上护士来检查时，都能听到我放的音乐，欣赏我拍的照片，护士们总夸我与众不同，因为她们遇到过不少孕妇一住院就情绪坏到了极点。

我才不要做个悲秋伤春的孕妇！

我照着自己的初衷在医院享受我怀孕最后阶段的美好时光，尽管身体有各种不适，还是要用不同方法取悦自己，尽量在身体痛苦时找些令精神愉悦放松的方式，向我的宝宝们时刻传递正能量！

很快，倒计时牌就提醒我距离完成第二目标还有9天！

可是，这些天，感冒症状却像影子一样时刻跟随着我，鼻塞、喉咙痛……

要稳稳保住这9天，我必须让宝宝们陪我一起坚持，我摸着肚子跟他们说：妈妈若不幸被感冒病毒入侵，你们也一定不要妥协，与病毒抗战到底，我相信你们和妈妈心有灵犀，加油啊，宝宝们！

愿望是美好的，现实是残酷的。接下来的一系列检查结果，让我的心一沉——

肝功能出现两项指标偏高，肾功能两项指标过高，而这些指标在我入院时都是正常的。医生说请消化科会诊研究保肝保肾的方案。

不过B超显示胎儿们在3斤左右，似乎已经达到了杨主任的最低要求。这算是一个好消息吧。尽管化验指标上升，但我还没有太多症状，所以对现状很满意，期盼着宝宝们还能被医生们获准在肚里再多待些日子。

杨主任查房的时候告诉我："你现在肝肾功能都出现异常，治疗几天看看，如果没有改善，就得提前终止妊娠。"

治疗几天看看……我从杨主任的话里听出还有时间，就想暗地使劲，直奔32周而去。谁知，这个时间之短超出了我的预计。

随着冬天的逼近，北京的气候愈发干燥，皮肤也感觉越来越痒。白天还能用其他事分散精力，到了晚上就一发不可收拾。尤其是紧绷的肚皮，时常感觉奇痒难耐，睡前的按摩油都无法缓解。我闭着眼睛挠，挠到有液体在肚皮上流窜，睁开眼一看，那液体竟然正在往外涌……

小夏连忙打开灯，我仔细一看，原来自己把一个血管痣给抓破，血像打开的小水龙头一样，喷涌而出。在自己身上，我从来没见过血流得那么快，那么急，一会儿地上就是一摊血了。急忙抓起手边纸巾压，瞬间湿透，再换，又马上湿透，有点儿慌了。小夏连忙叫来医生和护士，她们给我进行加压包扎，观察了好一会儿，血没有穿透层层纱布，这才放心地走开，我也放心地睡了。

由于全身瘙痒加剧，肚皮和后背挠得满是红色的指甲痕，这和肾功能异常有关。

第二天，杨主任又带队查房来，神情严肃地告知我：肝功肾功没改善，需要提前终止妊娠，以免给你造成肝功肾功永久的不可逆损害。

我本来还想为宝宝们争取时间，一听到永久不可逆的损害，吓得不敢出声。是呀，宝宝们出生只是一个开始，还需要我有健康的身体养育他们。

看来，这一场母子三人的马拉松就要结束了，我的身体不允许我继续跑了。于是试探着和杨主任商量：让我找个好日子，可以吗？

杨主任说："别太晚了。"

查房的医生们走了，过了一会儿小夏进来了，说在外面听到医生们谈话了。我竖起耳朵听她讲："她们说你现在很危险了，见好就收，别造成不可逆的伤害。同时还安排人找儿科医生会诊，甚至还给安排了的医院ICU（重症监护）病房，如果手术发生意外，不回产科病房，直接进ICU。"

我听了以后不以为然，我有这么严重吗？自我感觉还可以支撑呀。尽管如此还是听医生的。一边翻日历找日子，一边琢磨着接下来的安排：我选择了最近一个非周末的吉日，12月13日，一周后，这天日历标着：大吉。就是它了！我一定要撑到12月13日。好好地多躺，少溜达，定时吃药输液，一定争取挨到选择的日子。在此期间我停止了吃粗粮，开始吃白米白面，希望让宝宝的体重在最后几天再多再快地增长一些。

隔天早上，杨主任照例过来查房，我问主任：12月13日行吗？

杨主任一听，脸色微微一沉："太远了，还有一周的时间，这期间万一发生问题，追悔莫及啊！"

我还是希望能争取在这个日子生产，于是说道："我会好好配合您的治疗，争取顺利到达时间，万一出问题就急诊手术吧。"

杨主任见我如此坚持，也不再多说什么，点了点头。

丈夫知道这个消息后非常兴奋，直到此时，他仍旧不敢相信这么快就能和宝宝们见面了。

13号看似遥远，手术当天的安排却要即刻提上议程了，我开始着手规划手术当天人员的排兵布阵，以及宝宝们生活必需品的提前购置。

除了摄像外，我还得找个人帮我拍照，定格一些重要的画面，好让丈夫给我拍的一系列孕照能得以延续。

其次是家人。这次特地没安排父母们到场，主要是因为手术时间不知会有多长，而且结果不确定，我们已做了最坏打算，但他们年事已高，怕有个闪失老人受不住。

此外，最重要的一块便是工作人员，首先要让护工小夏延长1天聘用期，这段时间以来她一直都很细心、耐心，也熟悉医院各科室大门，能帮忙跑一跑。其次是保姆红，生活起居还得靠她，跟着我们快五年了，能算我的半个管家，有她在，我安心许多。然后是司机要到场，怕随时有些需要用车的事儿，丈夫分身乏术，还得靠他们。当然了铭明和晓光一家一定要到场见证，因为他们一开始就陪伴我，可以说是我的福星。

人员基本敲定，不求人多，但求分工明确，不漏掉我们重视的细节，最后定下包括丈夫在内的9个人！接下来的时间，我跟医生们再次打听了宝宝出生后的全部流程，各个细节都一一问清楚。

尽管尹医生告诉我：生完后，宝宝将直接进入NICU（新生儿监护病房），我还是忍不住想要多了解一些。有时候路过别人的病房，也会不自觉地停下脚步，看一看人家的育婴嫂是怎么带宝宝的，到时候也好有个对比和选择。

我在走廊上溜达，心里想了很多很多，又好像一片空白，日子走到这里，忽然再感觉不到身体的不适，唯有一颗期盼的心。

12月10日，我成功完成杨主任定下的第二个目标——30周并进入手术3天倒计时！

瞬间有一种完成使命的自豪感，我竟然真的撑过来了，这是从前茫然期望所不敢真正去想象的事。我终究没有辜负自己的努力，也没有辜负家人的期待，我带着宝宝们跑过了艰辛与困苦，跨越了一道又一道的障碍，如今站在第二目标的门槛上，我终于可以摇旗呐喊："我的宝贝们，我们即将功德圆满！"

12月11日，我做胎心监护的时候，杨主任来了，她看看我浮肿的肚皮说："做（手术）吧。"

我微笑地坚持："13号。"

她说："风险很大。"

我抬起手保证："我会配合。有您在我就有信心。"

她笑了笑，轻轻拍我的腿，走了。其实，就是这么一些小小的动作、一个笑容，给了我无限的安慰。

一会儿尹医生来了，撤去胎心监测。

我咨询她："我老公什么时候能看到宝宝？"

她说："有一个看护时间。"

我惊讶："他不能第一时间看到宝宝？"

"对。另外你们得多准备些钱，儿科得用些好药。"

"周四就做（手术）了，紧张吗？"

我笑了笑回答："不紧张，盼着呢。"其实，这份似是而非的紧张感，交叠着兴奋，总在心中若隐若现，哪里是一句话回答得了的。

术前谈话，泪流满面

我和丈夫又一次被正式通知前往医生办公室，长方桌上铺着白桌布，紫红色座椅，医生分成两排围着桌子坐在一起，气氛凝重而紧张。

我首先对医生这么长时间的照顾表示感谢，说着说着，泪水就如决堤的洪水奔涌而出，这是感激的泪水。

尽管这只是医院的惯例，只是医生们说的内容还是听起来令人毛骨悚然，每一种可能发生的问题，都是生命中不可承受之重。

我们却要勇敢地在那些"说明"的后面签字，不管如何惧怕，我们必须签字！彼时，我们的心中只有一个想法——两个宝宝都要，无论发生什么情况！

下午2点刚过，尹医生就带着会诊医生们排着队进来病房，我们像被检阅一样，一个医生接着一个医生和我们谈。

例行的、不严重的说完了，轮到儿科李冀医生。他一上来就给了我"当头一棒"：在手术室就得抢救，提前10周出生的孩子，出来后第一件事就是——被抢救！插肺管、氧气管，目前院里仅有的5支表面活性剂全被你的主管医生尹婕调过来了，先给你用上！

李医生还说道："孩子到NICU后，我的同事们就会接着工作。至于孩子能不能活，就看抢救的功夫了。但是个体差异，情况不同不能一概而论。孩子首先要过呼吸关，然后是喂养关、生长发育关、泌尿系统关，还要看肠子发育得好不好，以及是否受到感染。闯过一系列生死关后才能回家，才能真

为什么要使用表面活性剂？

　　孩子在肚子里肺是闭合的，一旦从母体中出来就要用肺呼吸，如果肺不能及时张开，孩子就有生命危险，表面活性剂能促使孩子的肺张开。

正放心。早产儿的抢救是个持久战，是个疲劳战，任何一个细小的问题，都可能致命。所以，你必须要有心理准备。"

　　从李医生说第一句话开始，我的心就持续向上提着，此刻已经提到嗓子眼，心里直打鼓，原来路漫漫其修远兮，再加上……医生说再加上我是个高龄产妇，还有诸多并发症，任何一种病症都有可能会给宝宝的健康带来影响。内心祈祷着我的宝宝们一切平安健康！

　　我连忙说："这些病我都控制得很好了呢！"我祈祷着这些疾病不会影响到宝宝们。

　　然而医生告诉我："有和没有是本质上的两件事，与病情控制得好，关系不大。"

　　心头一阵发紧，心想好在这些并不是先天的，应该对宝宝们影响不大。

　　大约是见我们夫妻对他极其信任，李医生亦毫不掩饰自己和北京协和儿科医生们的好医术，也给我们带来了极大安慰：不管情况多么艰难，他会和他的同事对我的孩子们尽全力。

　　我相信他，丈夫也给予极大的信赖："我们家的俩孩子就拜托您了！我们帮不上忙，您看孩子到时候该用什么药，要采用什么措施抢救，不用问我们了，直接给用上！孩子第一！"

接下来，我们在不同种类的若干份告知书上签字：请医生尽全力抢救！

这真是如上刑场一般的术前谈话，挑动我自以为坚韧的泪腺，丈夫紧紧地握住笔杆，签下的每一笔都比以往任何一份合约要更加凝重。

丈夫搀扶着我，慢慢地挪回病房。为了一扫我阴霾的情绪，倒是避重就轻、略带幽默地提起刚才经历的令人揪心的一幕幕……

他将医生逐个描述一番后，他感叹自己这还是头一回在"父亲"一栏写下"张力军"三个字。

"哎哟，弄得我挺紧张，哈哈，我这辈子从来没给人当过父亲呀，哈哈哈哈，这回我当上了父亲啦。还歪歪扭扭地把字签上了。"他像是昭告天下，又像是自言自语；他像是自我纾解压力，又像是沉醉在这份幸福之中。

丈夫讲得尽兴，一下子停不下来，继续说："签了两张，人家都要拿走，我还跟人说，给我们一张，谁知人家说，你两个孩子呢。"

说完，我们一起笑起来，适才的紧张与不安，终于慢慢散去。

一直以来，丈夫都是我们家的开心果。实际上，从他在"父亲"那一栏签字起，他才有那么一点点儿马上要做父亲的感觉。前所未有的真实感，这才开始一点一滴地在他心中弥散开来。

祈祷我的宝宝们
一切平安健康！

手术前倒数最后一天

距离手术，还有不到24小时。

早上，杨主任来查房，亲切地问道："怎么样，睡得好吗？紧张吗？"

我说道："还好，不紧张，期盼着呢，有您在我就有信心。"

她有些严肃地说："你出血的几率会很高。"

我轻轻咬了下嘴唇，坚定地说："可我身体底子好。"

杨主任轻轻地点点头，然后转身走出了病房。

看着杨主任离去的背影，回味着入院以来的分分秒秒，我的眼泪差点儿又流下来。

从其他医生处得知，我的手术由杨主任和马医生亲自操刀，为了保证手术顺利，儿科李医生和麻醉科医生都是杨主任亲自点将。

怀孕以来，除了杨主任外，经常和我打交道的还有其他几位医生。在和他们密切接触的这段日子里。我发现他们大多数时候面部表情都很严肃，不善言辞却个个身怀绝技。他们用高超的医术赢得病人的尊重，以高度的责任心让病人信赖并能感受到实实在在的温暖。

丈夫晚上来了，帮我洗了澡，然后闭着眼，微笑着斜倚在那儿，我知道他在想什么，问他："眼睛怎么啦，明天就要当爸爸了，有什么感想？"

他笑道："心里很激动，第一次的感觉，哎呀，不一样呀，有点儿忐忑，有点儿期望，哈哈，到时不知道怎么跟宝宝说话，第一次看见宝宝不知道是什么样的，不知道是男孩女孩，不过，肯定是龙凤胎！我都写好喜报短信了，等着明天发，没问题，我们一定能胜利！"发了半天感慨，发了半天誓，突然想起什么似的问：

"明天几号了？"

我说："13号"

他说："对，整整一个月的住院，这一个月我天天来，陪着我们的宝贝们，一直到晚上9点才走，刚拿本，胆战心惊地开着车，哈哈，老司机，不对，是年龄老的新司机，第二天继续上班，很充实！天天有好消息，天天有喜讯，天天你们都在长大，偶有坏消息，就跟着提心吊胆，喜怒哀乐都由你们掌控着。"

忽然，他指着倒计时牌和电子相框对肚里的宝宝们说："看了吗，这个和这个镜框子，必须一代一代传下去，我再次重申，这倒计时牌有历史意义呀，前后记了28周和30周的时间，还记了手术倒计时，见证了这么多重大时刻，有重大的历史意义呀！"

丈夫猛地起身，抖擞精神，与我的镜头道别："好，明天见，宝贝们！"

我一边录像，一边也添油加醋地做各种补充说明。

其实从今早开始，我就一直摸着肚皮和宝宝们说话："宝贝们，妈妈和你们明天要在鬼门关上滚一次，我们一起努力，顽强，顺利闯过去！妈妈相信你们是最顽强、最有勇敢的，你们一定能顺利出生，没畸形，健康聪明！妈妈也努力挺过去，健康，把你们教养长大。我们一起努力呀！"

不知不觉的，我发现，随着宝宝出生日期临近，我在一点点降低对他们的期望值，最后变成了我只要宝宝健康就好。

晚上兴奋得睡不着。

终于，明天我就要进产房啦！

终于，明天我和丈夫能看到我们的宝宝啦！

终于，明天就知道宝宝们是男孩是女孩啦！

许久，我都在思考和宝宝们见面要说的第一句话是什么。作为妈妈，我非常非常想第一个和刚刚来到这世界的宝宝们说第一句话，这是给宝宝们的第一个礼物。这句话不能太长，因为医生还要进行接下来的步骤，也不能太煽情，怕我泪流满面不能说出来，思前向后最后决定只说一句：宝宝，欢迎来到这个世界！

愿上天保佑，一切平安、顺利！

宝宝们，我们一起努力，顽强，勇敢。

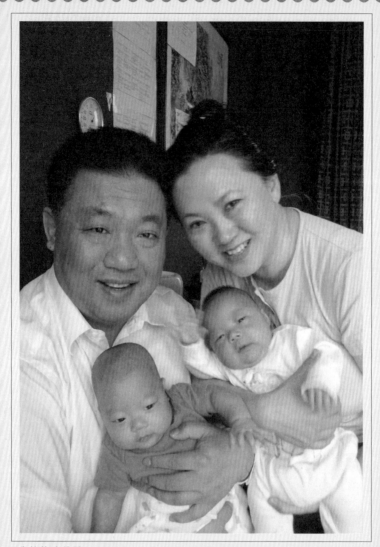

我的特殊月子

第六章
Chapter six

宝宝驾到——我的特殊月子

　　我无法形容见到你们那一刻内心汹涌的情感，也无法描述你们的降临对我来说是多么大的恩赐。可我清楚地知道，有了你们，我的世界打开了另一扇门，即使闭着双眼，我也能感受到温暖和煦的阳光笼罩着全身……所谓幸福，就是此时此刻。这个世界很美好，这个世界也很残酷。初临世界，你们没有欣赏到美好，就先体会到了残酷。可是，就如同人这一世注定会遇到无数坎坷和艰辛，我会尽我之所能、我之所有为你们披荆斩棘，遮风挡雨，但是人生的百味，终究还是要由你们自己去体会。

　　这一个多月的惊心动魄，我的宝宝们，你们坚强的意志，你们与疾病、疼痛抗争的勇气，让我心疼不已又令我无比骄傲，谢谢你们带给我的惊喜和感动，这份礼物我将一生珍藏！

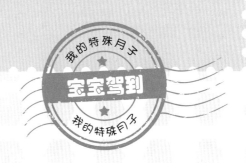

宝宝们终于来啦

尿意和不适逼我醒来，已过12月13日的凌晨，我清醒地蹭下床向倒计时牌奔去，心潮澎湃地将它翻向最后一页，然后继续回到床上，眼睛仍不时地看向倒计时牌，心情一阵激动，随即又努力去平复，试着闭目养神。几个小时以后的大战，我不能输！我默默地给自己打气，借此稳定心绪，我要努力再多睡一会儿，养精蓄锐！

熬到凌晨5:40，终于再不能寐，我撑着笨重的肚子艰难地下了床。天还是黑的，洁白的雪花在黑色的背景下显得极为坚劲，我的宝宝们就要来了，昨晚还漫天大雪，现在竟然停了。好兆头。我这样鼓励和安慰着自己，期盼着丈夫的到来，期待着宝宝们的降临。大战就要开始啦，我站在窗前，怀孕以来的点点滴滴如电影胶片一样在脑海中重现……

洗漱后，我编起了前夜已经洗干净的头发，以便戴手术帽，这样就可以保证在手术以后几天卧床的日子里，头发不会太乱，使自己干净整洁，这是我的习惯。我又从抽屉里拿出孕妇能用的橙花精油，用它调节术后不能开窗的室内气味，取悦自己。

我安静地做着这一切，这一刻似乎和我想象的大战来临之际的场景不尽相同，我在宁静中放肆地体验着夹杂期盼与想往的莫名感觉。来吧，我的宝宝们！

清晨6:30，护士准时进病房，给了我降压药拉贝洛尔和甲功药雷替斯，嘱咐我用小口水服下。因为手术前12小时已经开始禁食禁水。在如此干燥的北京冬天，一夜之后能得到送药一口水的"赏赐"，那滋润，堪比炎炎夏日尽饮一瓶杨枝甘露。

护士熟练地给我测血糖、量血压、查体温，一切正常，最后去一次厕所。

按照医生的要求，进手术室之前，我把胰岛素泵拿掉，带上血糖仪，调整胰岛素的基础量到我怀孕第12周的水平。

一切准备工作都在紧锣密鼓地进行，很快就准备就绪了。

没等多久，手术室医生便来接我了。我和丈夫不约而同地伸出手来，彼此紧紧握住，我按捺不住的兴奋，其实我早就盼望着这一天的到来。丈夫看在眼里，用力握一握我的手，陪伴着我来到手术室门口。"加油！等你好消息！"他说着，看着我被推进手术室。我向丈夫和到场的亲友们挥挥手，表达自己的信心，同时也想让大家放心。

直到听见手术室大门打开的声音，我的心才平静下来，大脑也逐渐恢复理智。我的血糖、血压、心跳等不能被紧张兴奋的情绪影响到，这都会影响手术的安全。

冷静下来！

尽管我曾经也是医生，但是躺在这里，我心里还是充满了未知的忐忑与期待。

几位护士首先给我进行手术部位的消毒，同时给我装上监视心电图，接着，杨主任钦点的麻醉医生到场。一切都在按部就班地进行，他们偶尔亲切地和我说说话，让我别太紧张。

麻醉师让我侧着身体蜷缩起来，竭尽全力地拱起后背，以突出脊椎骨的位置，注射麻药不会让我疼晕过去吧？我心里直打鼓，可是不管怎样，我会尽全力配合。

麻醉医生一边和我说着话，告我不要动，我紧张极了，屏住呼吸准备接受极痛，感觉到针突破硬模的感觉，可是意外的是并没有我想象中

147

剖宫产麻醉早知道

1. 准妈妈取侧卧位，两手抱住膝关节，下颌紧贴前胸，呈屈曲状，似煮熟的虾子状。

2. 按手术要求在第10胸椎至第4腰椎刺突之间，选择好脊椎间隙，先作局部麻醉，用勺状穿刺针头穿刺。

3. 确已证明穿刺针已在硬膜外腔内，则分次注入麻醉药。

4. 如需做持续性硬膜外麻醉，可将一根硬膜外导管从针腔内插入硬脊膜外腔，以保证能及时在术中给药。

5. 调试麻醉平面：很多准妈妈以为手术时麻醉后自己就什么都不知道了，任由医生随便操作，其实不然。现在的剖宫产麻醉只要将所需要手术区域的感觉传送神经麻醉阻滞了就行，准妈妈的感觉是"麻而不醉"。

在手术中已经做好麻醉的准妈妈仍然神智清醒，对周围的事物都知道，很多准妈妈甚至还能从手术灯的玻璃里看到医生的操作，听到宝宝的哭声。但对医生在手术中的切割、牵拉所产生的疼痛却全然不知。

那么痛。我暗暗佩服麻醉师的手法——不愧是杨主任亲自点的将。

不知道过了多久，麻醉师唤我平躺下来。

一会儿，一个熟悉的声音传来："王淳，亲人来啦！"是马医生温柔而亲切的声音，我全身顿时放松了下来。

入院以来，我每天都盼着医生、护士来查房，每天和他们见面，让我们彼此变得越来越熟悉。我经常感慨地说："看到你们就像看到亲人一样。"

——宝宝降生前一晚，在妈妈的肚子里再合一张影吧

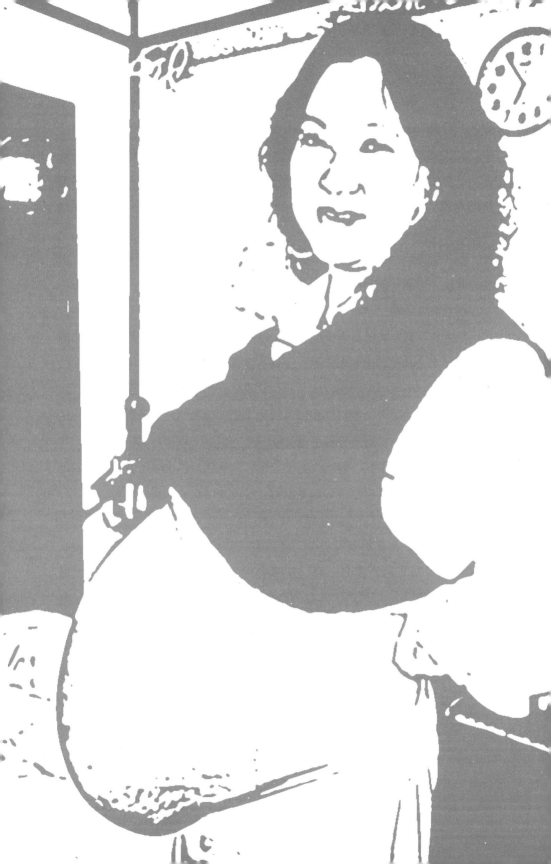

一会儿，杨主任的声音传了过来，她的登场，意味着战斗即将打响！太好了，看来一切准备就绪。医生们简单地聊了两句，手术室便又陷入沉静之中。"手术开始了吗？"我试探着问，没人搭理我。想努力瞅一瞅肚子的方向，被手术架和遮挡布完全挡住……直到某一刻，我听到了医生们吸液体的声音，才肯定手术早已经开始了。我深吸一口气，不再问，尽量保持平静。

不一会儿，一个震动人心的声音传来："王淳，第一个是儿子！"接着，就是一串婴儿的哭泣声，嗯啊，嗯啊，嗯啊……

我的宝宝来啦！

医生告诉我是儿子后再没说什么，证明宝宝并没有什么畸形，我无比激动，却又无法动弹，平躺在床上，还是不自觉地伸长了脖子，朝声音发出的地方张望。

听着宝宝的哭声，我很享受。尽情地哭吧，会哭的宝宝说明肺张开的这一关过去了，第一块石头稳稳落地。

大脑瞬间兴奋了！"我能看看宝宝吗？"我问，因为除了看，我还要准备给他第一个礼物，早已想好的见面语：宝贝儿，欢迎来到这世界！

医生回答："可以！我们处理完就给你看。"

就在此时，神奇的事发生了，随着宝宝被拉出，同侧的鼻孔通气啦。只感觉一阵气流由腹部向上涌，从鼻孔喷出，堵了几个月的鼻子终于通了，我呼吸到了一口久违的医院的空气。强烈的气流促使我开始咳嗽，并且逐渐加重。

"快看看她为什么咳嗽。"杨主任紧急地说。

几乎是紧接着，杨主任又宣布："王淳，第二个也是儿子！"随之而来的是一阵令人振奋的啼哭声。

我欣喜不已，两个宝宝都来啦！一对兄弟，如约而至，我的心终于全放下了。我还来不及深思，同样的气流和症状在另一侧鼻孔又出现了。使我咳嗽加重，身体随之不自觉地震动不停。只听杨主任临危不乱地继续指挥：给她点儿镇静剂！

说时迟，那时快，镇静剂给进去了，没等到和宝贝儿们见面，我便沉沉地睡去了。

我尽情享受着耳畔传来的，宝宝们的第一声啼哭。那是他们来到这个世界的宣言。

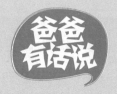

"

　　2012年12月13日，是我这一生中最难忘的日子，那天妻子要做剖宫产，宝宝们要出生了。前一天北京下了一场大雪，早晨我要赶去医院，一切就要有结果了。可是，出门前，我就有一种莫名的坚信——结果一定是我期待的！我拿起笔，在家中的白板上写上："儿子们出生啦！"并将之摄录下来。我坚信，母子平安，而且那俩宝宝里一定有儿子！然后才匆匆出门了。

　　早上7点半，我到了协和医院，妻子已经准备好了，手术室来接人，于是，我就推着车子，在沿途录像机的陪伴下送妻子进了手术室，临分别时我们互相说了"一切顺利"。

　　然后，我就坐在手术室的门外面开始了漫长而忐忑的等待，尽管我有信心一切会顺利，但是毕竟妻子年龄大了，宝宝又刚刚满30周，还是两个，到底结果怎么样呐？我在紧张中祈祷一切顺利啊！

时间过得漫长，结果却来得突然，当听到一声"王淳家属！"的喊声，我仿佛从梦中惊醒一般，应了一声，赶快跑到手术室门口。

　　"不错啊，两个儿子。"这是协和医院儿科医生李冀和我说的第一句话，还没等我反应过来，又说，"赶快拉车，到新生儿监护室！"我都没来得及想任何事情，就拉起车开始向监护室飞跑。

　　因为是冬天，室温低，他们早产，要保温，还要抢救，我一口气狂奔而至，把他们送进了监护室。当我站在监护室外面气喘吁吁之际，同来的同事们也赶过来了，纷纷向我道贺："恭喜啊，当爸爸了！"

　　说实话，那时候整个感觉就是，从今天开始，我这个套就套上了，开始给儿子们拉车吧，就像刚才一样，这两个小家伙一出生就让爸爸拉车啊，后来从录像上看，他们两个还挺享受的！

　　回到病房时，王淳已经在病床上躺着了，我向她播放了宝宝们的录像，宣布，母子平安，我们有两个儿子了！她虚弱地幸福地笑了。

　　当天中午特意到东来顺吃饭，取其意——一切顺利！

　　后来亲朋好友纷纷来电祝贺我们儿子的降生，我的自豪感才油然而生，就是啊，我五十得子，而且是两个儿子，不容易啊！值得自豪！

只见月子不见儿子

待我苏醒之时，正被推出手术室，蒙眬间看到一帮亲朋好友，我用剩下的最后力气，追问一句："宝宝们呢？"

"已经推走了。"不知谁在回答。

我终于没能撑住，沉沉睡去。

期间蒙蒙眬眬醒了几次，隐约听到医护人员和亲朋好友们的交谈，却实在睁不开眼睛。

转眼六小时过去了，我才正式清醒，感觉一双温暖的手有节奏地轻揉我的手脚。我依然闭着眼睛，静静地回想刚才发生的一切……不由地陷入深深的遗憾之中。

儿子没见，准备的话也没说就睡了，我怎么那么没用？！心里骂着自己，眼泪静静地淌出来。

"醒了！"月嫂秀敏感觉察到我的动静，立马喊了一声。丈夫笑盈盈的脸凑了过来："英雄的母亲，两个儿子。"

自从我怀孕的消息公布后，许多人都叫我——英雄的母亲。

"我知道……"我快快地说，"可我没看见他们，我怎么那么没用……还想和他们说话呢，好遗憾……"后来，马医生告诉我，因为我在手术后期咳得厉害，恐发生羊水栓塞，医生不得不给我注射了镇静剂，才导致我沉睡了这么久。

丈夫怕我难过，立马拿出在手术室外拍摄的宝宝视频给我看，尽管画面仅仅持续了不到15秒，还晃晃悠悠，看不清宝宝的脸，但不管怎样我内心的遗憾因此而稍有抚平。

丈夫安慰我："没事儿，214天的努力，我们终于盼到宝宝们的降临啦。"是啊，我那坚强的儿子们，终于和我一起，闯过来了！

我躺着病床上体味各种复杂的心情，丈夫则应接不暇于各方祝贺。

忽然我感觉浑身发冷，疼痛难耐。一边叫医生，一边丈夫又拿出儿子们的仅有的那小段录像给我看，我定格，一帧一帧地看，疼痛似乎也减轻了许多。

杨主任忙完手术后，亲自来查房，看了我的伤口，嘱咐我："尽早在床上移动和翻身，尽早下地，以便尽快排气排血。"可我依然虚弱地动弹不得，眼皮发沉。

接下来，丈夫进入繁忙的"工作"之中——给宝宝送奶、送湿纸巾、送蓝光纸尿裤和蓝光眼罩等各种日常必需品，以及向我巨细靡遗地传递宝宝的信息……他在儿科与产科之间来回穿梭，马不停蹄，却乐此不疲。

其实我们给儿子们准备的物品用上的仅有湿纸巾和护臀霜，其余的医院皆提供或者可以在医院买，要么就是还没到用的时候。

丈夫的喜悦我听在耳朵里，感动在心里，丈夫总是很乐观、很幽默。一天，他刚从儿科回来，便郑重其事地向我们宣布："儿子们有名字了。"

我连忙竖起耳朵听，因为到现在为止，包括父母在内，我们全家人为儿子们想了许多名字，但一个一个都被否掉了。

"四个字的，一个叫王淳孩大，一个叫王淳孩小！医生起的。"话一说完逗得我们哄堂大笑。

"医生说了，儿子们都较平稳，要是有母乳就更好了。"丈夫继续说，"NICU都是早产或病重的宝宝，所以不让家长进去看，怕感染，只能通过医生了解病情。"

我追问道："没有窗户吗？"

早产儿百日内外出必备品

【带宝宝短暂外出须携带物品清单】

1. 涂屁股油一盒：金银水，油，润肤霜，护臀霜，湿疹膏（起湿疹时再用）。

2. 尿不湿：每人4个。

3. 纱布尿布：4个。

4. 一次性床单1张，一次性隔尿垫或小了穿不了的尿不湿若干，用于防止大便侧漏，一旦侧漏，马上用它做第二道防护，以免弄脏其他东西。

5. 围嘴2个，围裙2个，用塑料袋装，用后直接放入包中。

6. 水瓶2个，热水瓶1个，冷水瓶1个。

7. 纸巾：干纸巾和手口湿巾，屁屁纸。

8. 衣服各2套。帽子各一顶，手套（冬）各1副。

9. 防蚊液，防蚊贴，眼药水。

【宝宝外出必备物品清单——1天量】

1. 纸尿裤：每人7片，涂屁股油一兜用于换纸尿裤时涂，纱布尿布每人4个，尿不湿每人7片。

2. 气垫儿1～2个（用于没有软垫的地方），油一兜用于屁屁（防红屁股：金银水+香油+润肤膏+湿疹膏+护臀霜），按摩油，纱布尿布4个，尿不湿各7张，一次性隔尿垫2张（用于大便后换尿布），一次性床单半张。

3. 喂奶。

储奶盒若干（根据情况定，比正常量多准备一顿，也可以用来储米粉），热水瓶1个，冷水瓶1个，宝宝奶瓶各1个，宝宝水瓶各2个，或一次性奶瓶各1个及其内胆若干，塑料围嘴各1个，棉布围嘴各2个，一次性口水巾若干（远途才带），奶瓶保温袋。

4. 吃饭器皿。

小勺1~3个，餐刀1把，碗4个。

5. 衣服。

除穿的外，每人至少再准备3套。抱单/抱被2个，隔汗巾6个，帽子各1顶，围巾各1条，手套各1副，袜子各2双，安全带2个，腰凳2只。

6. 纸巾和常用药品。

屁屁纸1包，干纸巾1包，手口湿巾1包，防蚊液1瓶，蚊香贴4贴，创可贴若干。

7. 备用品。

屁屁纸1包，干纸巾1包，手口湿巾1包，别针若干，夹子和带子若干，空塑料袋若干（用于装脱下来的衣物或垃圾等）。

8. 药（远途适用带）：退热药，治鼻塞药，感冒药，益生菌，晕车药或食品，妈咪爱（肠道消化菌），多种维生素。

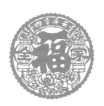

"没有，是老式的楼。"

我有些失落，心想：我得何时看到宝贝们呀？可是转念一想，宝宝们又缺母乳，又缺母亲的怀抱，我的孩子太可怜了。我心里不禁一阵酸涩，我暗自打气：一定要尽快恢复身体，争取早日产奶。

稍晚一点，我的主管护士孟薇来了，她教月嫂扶着我的腿在不痛时轻轻移动。我自己也主动在不痛时尝试挪动，每次哪怕只有小幅的移动，孟薇都赞不绝口："真棒！轻轻的，太好了！"

临走前孟薇说她明天过来试着给我通乳，说这事儿越早做越不痛，要赶在乳房胀起前。她嘱咐我：在没下奶的时候，只吃些清淡食物，千万别喝骨头汤、鱼汤，吃大鱼大肉等油腻食品，别乱吃催奶食物，那样会堵塞乳腺管，不仅不出奶，还会造成乳腺炎，到那时乳房会很硬，胀痛，还会伴有发热，严重的有生命危险。我谨遵专业医生的意见，不敢有半点疏忽。

"这儿的医生护士真好！别的医院没有见过护士帮产妇通乳的。"孟薇走后，月嫂秀自言自语地夸奖道。

在大家的鼓励下，我躺在床上腿真的可以两边挪动，甚至可以抓着床边吃力地翻身了。原本护士说可能要到第二天排气，没想到当天晚上我就排了，而且排得很通畅，连续好几次，提前闯关，我高兴极了，特地嘱咐护士要给杨主任报喜，让她放心。

当天下午月嫂秀试着帮我按摩乳房，看看有没有奶，秀说她以前和一个通乳师学过手法。

尽管伤口还是很疼，但想起嗷嗷待哺的两个儿子，我的使命感油然而生。只是，我心里多少有一点不自信：我都这么大岁数了还会有奶吗？

没想到揉了一会儿，秀就惊喜地叫道：大姐，有戏！明天等护士来了再揉，争取后天供奶！

最艰难的两天一夜

剖宫产的产妇除了有一般产妇都要经历的子宫恢复关、下奶关外，还要再闯三关：手术后第一夜的疼痛关，排气排便关，下地行走关。

当天夜里，疼痛开始加剧并持续，那是麻药渐渐退去的征兆，子宫的痉挛一阵比一阵厉害，伤口的疼痛也当仁不让，在二者的狂轰滥炸下，我唯有咬牙强忍。

之前就听说第一个晚上是最艰难的，此刻我深刻体会到了！白天间断性的疼痛，忍忍就过去了，到了深夜变成持续性的，我僵直地躺在床上，一次次求助于救命稻草止痛泵，却得不到半点慰藉，无处可逃，直接被逼到崩溃的边缘。

向医生求助，医生也无其他妙法，告诉我："你想尽快母乳喂养，就不能打针，吃点药吧。"

当止痛泵都没有用的时候，药物也起不到什么作用了。

我疼得忍不住呻吟，继而导致大量出汗，更加口干舌燥，还不能喝水太多，这一刻我真是痛苦万分。

据医生说：本来子宫排血就痛，我是双胎，子宫会更加用力地自动压挤排血，可能会更痛。夜里11点多，我实在疼得无法入眠，医生终于退了一步，考虑到宝宝至少在24小时内吃不上母乳，先止痛再说。

医生给我打了一针舒敏，告诉我说止痛效果较弱于吗啡，24小时内不喂奶。孟薇又来值夜班，也给我打了一针，还告诉我这针效果很好云云，后来想想不过是她对我的心理暗示而已。丈夫这夜一直陪伴我，秀也彻夜为我轻柔按摩，疼痛减轻了不少，我渐渐睡去。这一睡睡了五六个小时，睡得好香，可能是近段时间以来连续睡眠时间最长的一觉。醒来，疼痛缓解了至少90%。

第二天一早，孟薇来了，说要抢在医生查房前帮我做身体清洁：

用漱口液漱口，擦脸，擦身，换护垫，换掉脏的床单，用小梳子帮我梳了梳头发，月嫂秀帮忙。经她们这么一收拾，我感觉利落多了，仿佛也轻松了许多。

杨主任准时查房，亲自给我换了药，认真查看伤口情况，再次嘱咐：尽快在床上移动，尽快下地走，促进排气和排血，加快子宫恢复。

这一天我终于能吃点东西，但仅限于流食。医院订的餐，鸡蛋羹和米汤。

吃完后觉得身体有点力气了，我就开始练习翻身，自己用手把一侧的腰推起来，使尽浑身力气往另一侧翻，五脏六腑都被牵引着疼痛，终于侧过来了，稍微侧一会儿，不痛了，再翻回来，又是撕心裂肺的痛。听说是因为怀孕把五脏六腑的位置都挤乱了，产后，五脏六腑得重新归位，势必会产生各种不适。无论多么辛苦，我还是想着别人能行的，我也一定能行，努力撑过去，会一天比一天轻松起来！

宝宝明明都已经出来了，可是我的肚子依然像怀孕时那么大，区别只是松弛许多，不似当时那样紧绷。所以翻来覆去地还是感觉负担沉重，尤其是右侧，一翻过去就得赶紧回来，疼得受不了。这就更不要说医生要求我练习下地了，术后第二天，在秀的辅助下，我尝试了几次，均以失败告终，实在痛得无法忍受，只好作罢。

妈妈提了一大堆吃的来看我，排骨、鱼汤等，大补之势头明显，可惜我还没下奶，要谨遵医生之命，只能打心眼里感激老人的体贴与爱护，却不能碰那些食物。

　　——▶ 术后两天的大肚肚

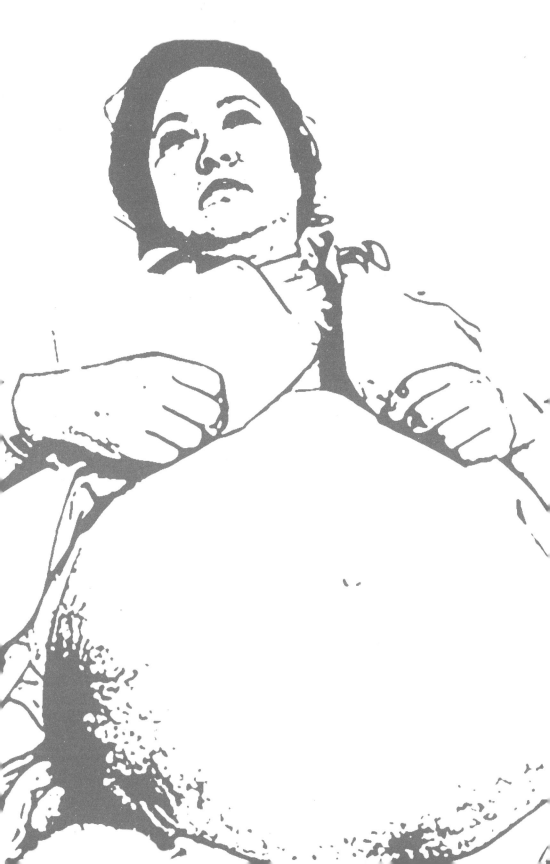

心里还是着急宝宝的情况，丈夫和红三番五次地去儿科打探，却一直未果。直到晚饭后7点多，皇天不负有心人，丈夫正好碰到了宝宝的主管医生。未等丈夫开口，医生就先说话了，她说正好要找我们，有一好一坏两个消息要告诉我们：

好消息是两个宝宝的呼吸机出生当天就已经都去掉了，都能自主呼吸了！

而坏消息是——大宝宝出了病理性黄疸，如今黄疸值接近临界值（临界值是14，宝宝有11），如果这个值再往上走，就得给宝宝换血，换血将让宝宝面临新一轮的生命危险，而不换血的处理办法有可能造成黄疸引起的脑瘫、宝宝发育障碍等问题。医生告诉我们说，幸好提前剖了，宝宝们如果再晚一天出生，会更缺氧，更难办。听罢，我们更加佩服杨主任的经验和果断。

又一次面临选择！

丈夫见过了不少风浪，却还是在宝宝的事情上一再迟疑，紧要关头，他选择了信任医生——给宝宝换血。

我们相信，医生自然会权衡着给宝宝最好的治疗。丈夫心情沉重地签了字。

听丈夫描述这些情况，我一阵心塞，愈发想亲自看一看我的宝宝们，他们到底受着怎样的苦，我多么渴望能握一握他们的小手，给他们拥抱和力量……

只见月子，不见儿子们的这个时期，我养成了每天对着空气，幻想是在和儿子们说话的习惯。

"宝贝们，你们一定要顽强、勇敢，妈妈相信你们一定会闯过这一关！"

我每一天都在祈祷。

第3天一早我又尝试下地，这一次，意外地没有头晕，只是双腿发软，没有劲，被丈夫和秀扶着，龇牙咧嘴的，也只能小步地往前挪，挪不到十步就要回来休息。

人累得上气不接下气。

这时，接到儿科来电，说缺蓝光尿裤和湿纸巾了，通知赶紧送去。同时告知我们大宝宝的黄疸值没再上升，并且开始好转，已经降到9了，提醒我们如有母乳，尽快送奶，以增强宝宝免疫力。

我立刻精神振奋起来，赶紧让月嫂秀帮忙按摩。我就知道我的宝贝们能行！我也要加油产奶啊！一会儿孟薇来了，也开始给我按摩另一侧，俩人手法都很好，一点不痛。

终于在晚饭后，我产出了人生的第一道母乳！滴滴珍贵的5毫升！丈夫正好在，赶快送到NICU，本以为量太少人家不收，没成想，人家爽快地收了，而且丈夫听医生说，宝宝们毫不客气地全喝完了！

做妈妈的那份喜悦与满足，真是无以表达，我充满了产奶的动力。

月嫂说休息好了才有利于产奶，偏偏我又失眠了。

这一夜先战失眠，再战产后盗汗，躺在床上翻来覆去之际，汗水竟然麻溜地给我洗了个澡，浸湿衣服后直逼床单。我赶紧起来换上干净衣服，以免着凉。

折腾了大半夜，眼看就要天亮了，我也累到极致，再躺下，终于得以小憩两个小时。

接下来的几天，我每一天都在好转，下地灵活利落了，疼痛从剧烈转变为隐隐的了，奶水一次比一次多，最多的时候两侧加起来能有40毫升，囤两次往宝宝那里送一次，当妈妈的感觉，在一次一次送奶的过程中愈发明晰起来。

宝宝们也在努力，从一开始每顿吃3毫升，到现在能吃到11毫升，宝宝们的饭量也是推动我产奶最大的动力。

早产儿的生存注定就是一场接一场的斗争，大宝宝继黄疸问题后，又受到了严重感染，使用顶级抗生素一路过来，目前最大的进展是，医生说很快就能转用普通抗生素了。至于小宝宝，也没少受罪，有疑似消化道出血的症状，吃奶后会吐,有褐色分泌物。医生怀疑是应激反应,也考虑是宝宝对奶粉的适应问题,一直在找原因。不过宝宝自身吃奶的意愿很强烈,医生说问题不会太大。

我们似乎已经习惯每天在宝宝们的危险与好转这冰火两重天中无数次跳转,心情像坐过山车一样起伏,却也享受着宝宝们每天的成长与变化。

尽管宝宝们的状况一直不稳定,我还是尽可能地调整心情去乐观面对,告诉自己不要太操心,只有自己尽快恢复了,多产奶了,才有能力去张开臂膀迎接、保护我的宝宝们!

宝宝们,不要怕,妈妈就在距离你们不远的地方,无时无刻不为你们祈祷着。

12月20日早上,杨主任过来查房,亲自检查我的伤口,对于剖宫产的产妇来说,伤口的恢复直接意味着是否可以回家。杨主任说我的伤口恢复得很好。

直到这一刻,我发现杨主任严肃的表情终于退去了,取而代之的是祥和、自信的微笑。我真的打从心底感谢她,自从我住院进来,她陪着我,一起担忧,一起战斗。

这天杨主任还给我带来了一个意想不到的好消息,她说以前有个别特殊的家庭,早产,宝宝出生后就一直住院。儿科有一个过渡病房,就是在宝宝出院前的两三天,妈妈可以去那边的母婴房和宝宝一起住一两天,相互适应,过渡到母子较适应了,再带宝宝出院。

我不禁大喜!虽然请了月嫂,我还是担心宝宝一下子交到我手中,没有办法适应,毕竟早产太多了。这个服务,我一定想办法争取到。

杨主任离开后,护士们在我的请求下,帮我在病房里洗了头。受产褥期盗汗的影响,我的头发整天都是湿漉漉了,洗过之后,真是倍感清爽。想着第二天就要出院了,我和丈夫筹划已久的"送锦旗"行动要尽快实施了。

我由衷地感谢这里每一位医护人员为我的人生书写了这完美的篇章,送了他们精心挑选的小小礼物，聊表心意，更多的感恩，我都好好放在心底，一辈子感激。

现场各种合影，其乐融融，我的身体已能自如行走，应付这样的活动量，不成问题。人家说脱胎换骨，焕然一新，此刻，我真有开始新生活的即视感。

要出院了。2012年12月21日，就是今天，是冬至，也是传说中的世界末日。我在协和的日子，即将结束。

我环视病房四周，心中竟生出一丝依恋，回想起当初入院时的画面，以及发生在这里的一次次有惊无险的小插曲，到后来产房生子的情景，更有医护人员的精心呵护，一切都历历在目。

这里记录了我一生最重要的时刻：从女人到母亲的蜕变。

怀孕是女人完全要靠内驱力去完成的一件事，大家都能帮助你，却不能代替你，唯有坚强与乐观才能支撑自己不断前行。所谓为母则强，就是因为女人经历了怀孕到分娩才能领会的要义吧。

出院回家后，对于宝宝们不在身边的新妈妈来说，生活不太忙，也找不到方向。

不能浑浑噩噩过，那不是我的作风，我决定，尽管宝宝不在家，我还是要当作宝宝在身边一样，养成良好的哺喂习惯，比如白天每4个小时吸一次奶，夜里再吸一次奶，以便将来能更好地适应宝宝的生活节奏。

但计划赶不上变化，没有宝宝哭闹而自发起夜是很痛苦的，硬生生地将睡眠时间劈成两段，即使有闹钟也经常睡过头，使命感随着时间变得薄弱，人容易疲软。

好在有月嫂秀，她堪称全能多面手，夜间我随时起床吸奶，都能喝上一碗她精心制作的醪糟鸡蛋，并且温度刚刚好。白天，有时候我想看会儿电视、上上网，秀也会适时来个温馨提示：产妇要多睡觉，多喝汤汤水水的，才能产奶，这电视电脑的都伤眼，以后会落下病根子。

高龄产妇月子饮食宜忌

产妇食物不需要特别不放盐，那是老传统说产妇坐月子不可以吃盐，其实产妇每天大量流汗，带走了身体里的钠，出汗后不及时补充盐分可能会脱水或浑身无力，甚至发晕。同时没味道的食物也令人毫无食欲，产妇坐月子时可比平时吃得淡一些，但不能没有咸味。产后不宜吃太咸是因为产后体内有大量水分需要排出，过多的盐分会使血液浓缩，出现水肿。

产妇餐可以用其他有味道的食品调味，比如，我在外面买的月子餐就有很重的类似人参的中草药的味道，不难吃，正好弥补清淡给产妇带来的食欲不振。

月子期间的饮食安排和孕期差不多，注意均衡摄取营养就可以了，人们常常忘记的一点就是：宜温补不宜大补。

由于高龄孕妇产后都很虚弱，一定要吃些补血的食物，但不能吃红参等大补之物，以防虚不受补。比较适合的是桂圆、乌鸡等温补之物。此外，要补充蛋白质。蛋白质可以促进伤口愈合，牛奶、鸡蛋、海鲜等动物蛋白和黄豆等植物蛋白都应该多吃。

若是顺产的大龄产妇，由于子宫增大压迫下肢静脉，容易引起痔疮，所以特别应该多吃富含膳食纤维的食物，比如水果、蔬菜、杂粮。

此外，需要注意的是，一定要增加液体的补给，这是分泌乳汁的需要，多喝些牛奶、水，产后一周可多喝些汤。另外分娩时会造成出血，因此也要多吃一些补铁养气的食物。同时，还要多吃一些富含膳食纤维的食物，以免便秘而造成伤口疼痛。

不知道为什么，秀说的这些我特别听得进去，有她拉扯着我，总算能维持住我的产奶动力。

她一如既往地给我做轻度按摩。她说，没事的时候多给产妇做这种按摩，就是不起作用，也能缓解疼痛和不适。这是她的老师告诉她的。

她还经常给我讲她听过的见过的产妇坐月子的经历，这种张家长李家短的八卦，以前我不屑听，觉得是浪费时间，可现在却听得津津有味，蓦然回首，觉得自己越来越像个主妇。

一天吃饭的时候，忽然播出我在医院天天听的歌和音乐，那是我住院期间为了打发时间特地下载的。我停下筷子愣愣地听，丈夫笑问："亲切吧？有什么感觉？"丈夫总怕我在家无聊，繁忙的工作之余，总想着法儿地给我些小惊喜。

不用问，当然倍感亲切啦，这些循环了无数次的曲目任何一首都能直接把我带回到住院待产的时光。

此外，丈夫还把近段时间拍摄的新照片也导入到电子相册里，当我猛然间看到的时候，心中真是无比动容，一张张画面，总能让我一会儿热泪盈眶，一会儿又爆笑不已。我终归是渡过了那个最艰难的时期。

回家后奶水产量开始慢慢攀升，一边补充营养，一边调整心情，再加上热播节目《超级保姆》的陪伴，我的特殊月子算是越来越平稳，产奶量在回家第三日创新高——达到80毫升！

做妈妈的那份喜悦与满足，真是无以表达；而母性的伟大与无私，做了妈妈体会更深。

月子无小事

由于伤口的敷料还没有去掉，回家的这几天都不能洗澡，我嫌弃自己，决定不能无所作为。于是自制去角质膏：将不用的奶粉溶开，加薏米粉，做成膏状。

我在床上垫一块浴巾，坐在上面，让秀把膏抹在我手臂和身上，轻搓，不一会儿的工夫，黑灰色的颗粒脱落下来了，我顿觉浑身轻松，舒服极了。

做完身体祛角质后，我又叫秀打盆温水，泡脚，还没等抹去角质膏，秀伸手一摸，一层一层的角质都脱落下来了。

住院一个月，每天只是用毛巾轻擦身子，很少洗澡，就是洗擦也是匆匆进行。一切为了保住宝宝，我忍了。

秀边搓边笑，说搓出面条了。

去掉角质的皮肤显得格外光洁白嫩，连秀都不禁连连赞美我的皮肤真好！

产后盗汗现象则一直持续困扰我，每天夜里都要两条浴巾和几条毛巾垫在身下和头下，夜里湿透了随时换。可被子没办法，总被打湿，为了不影响丈夫，我自己盖个双人被，先盖一边，夜里湿了就换另一角盖，折腾几番基本能撑一夜，等到早上醒来，再将被子抱到室外经由阳光自然晒干。枕头却没办法，一夜要浸湿多次，只好多加几条毛巾垫上，勤更换。

盗汗的连带效应就是头发永远处于潮湿状态，几天下来就快馊了。我实在忍受不了，便让秀帮我在水中滴上橙花精油，一缕一缕地分开头发，然后

产后恶露如何应对

正常情况下，恶露10天内会从暗红色变为淡黄色，分娩后两周变为白色，4～6周会停止，若超过4个星期还有暗红色的分泌物或产后两个月恶露量仍很多时，应到医院检查。看子宫复旧是否不佳，或子宫腔内残留有胎盘、胎膜，或合并有感染。

用小毛巾沾着擦头皮，用这种方法来滋润一下，但是不得不说挺舒服的。

我的伤口已经基本不痛了，子宫偶尔还会疼一阵，现在最大的问题在腰部，从术后第四天开始，腰就酸涩、胀痛，尤其是腰眼儿，由内而外地释放胀痛感。要不是秀每天给我按摩缓解，那真是要受莫大的罪。

此外，恶露也没少找碴，一开始还有撤退的迹象，大约半个月后却突然嚣张起来了，量猛然增多，不分日夜，仿若月经第二天一般。

我的情况参照以上标准，还可以继续观察，先按兵不动。

月子里，除了我自己的身体恢复之外，最大的事莫过于对宝宝的牵挂，我每天一个电话向负责宝宝的田医生询问情况。

12月27日，她终于告诉了我一个好消息：小宝宝后天或者大后天将会出暖箱，穿上衣服进摇篮，元旦后就可以进过渡病房了。至于大宝宝，还得等等。

这个消息真是令我既兴奋又忐忑，巴不得宝宝们快快回到我们身边，享受我们的爱。忐忑的是，他们回来万一生病，我无法辨别而贻误病情就坏了。医生的任何一句话都能轻易撩得我心情复杂，坐在沙发上发一阵呆。

后来的日子仿佛过得特别快，秀每天帮我按摩，我在屋里走路锻炼，很快腰不疼了，恶露也退出了历史的舞台，伤口布可以撕掉，终于能爽快地洗个澡了。

外面，雪下个不停；家里，我的奶水也出得很欢。每一天都在突破前一日的记录，在去见宝贝之前，我的"24小时奶水量"成功突破了300毫升大关！

宝宝们的名字一直难产，不是没有好名字，就是缺个好灵感，让人觉得眼前一亮。倒是常驻国外在银行工作的小叔子比我们还着急，每次打电话来都要问："起名了吗？"

丈夫顺着他的话跟他开玩笑："要不一个叫美元，一个叫人民币？"

对话的俩人说者无心，倒是让我脑海里灵光乍现，一等丈夫撂下电话，我便脱口而出："咱叫金旦儿，银蛋儿吧。"说完，自己又觉得有些俗气、好笑。

没想到大家一致觉得挺好，认为小名不能太雅，俗点好养。

我也反复叨念着"金旦儿""银蛋儿"……竟觉得朗朗上口，更有种莫名的即视感，仿佛看到我那俩宝宝可爱的模样。丈夫也喜欢，还来了个追加注解："咱家金、银可没有价值区别啊，只代表先后顺序。"看得出他生怕厚此薄彼了。

就这样，宝宝的名字在这个偶然的契机里，尘埃落定！

妈妈给宝宝们做的被子在圣诞节后送到了我的手中，真不愧是我妈的"产品"，选用纯棉面料，纯手工缝制，紫色的绸缎面，里面缝合的是新棉花，外观喜庆，内在厚实却不厚重，真是让人喜欢得不得了。秀在一旁更是艳羡不已，当我妈的女儿，我真是倍感自豪！

我立刻给老人打了个电话，表示由衷的感激。这时，妈又不失时机地提

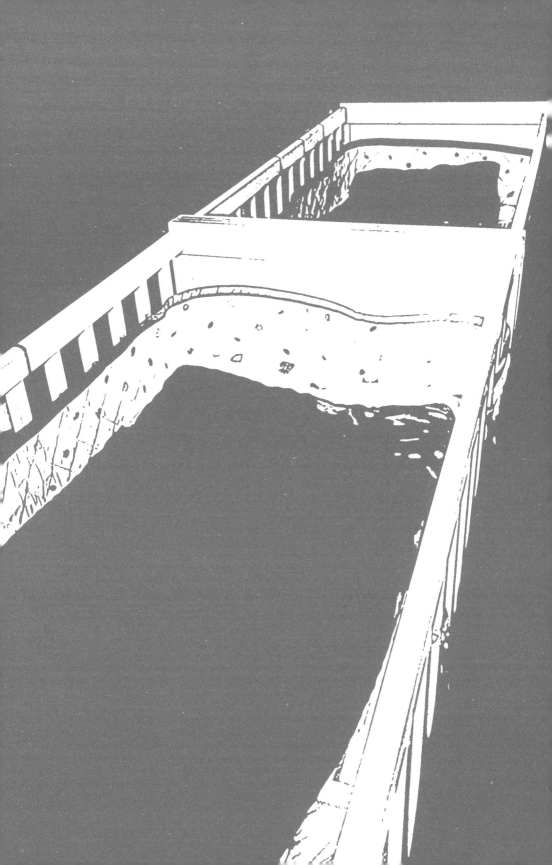

起她要来照顾我的事儿。

老人的观念很简单：家里有长辈，有亲人，都可以帮着带宝宝，就不要花钱去外面请人带。她多么迫切地想来看一看宝宝，帮我带一带宝宝，这心情，我懂。可我不得不全盘考虑他们的实际情况，一时间老人们还是无法接受，言谈之间对我的决定颇有微词。

我竭尽所能地去安抚他们，承诺等宝宝们回家后尽快接他们过来看看，父母已经年迈，我没有办法强硬地去和他们说道理，一家人之间是通过感情来维系的，我希望他们更多地能感受到我对他们的尊重与关心，我相信我多体恤他们一些，他们也能渐渐理解我，至少能配合我。

其实请保姆和月嫂的道理很简单：首先，我是在科学的帮助下照顾宝宝，我相信科学，所以我要的是科学做月子，科学喂养。而老人总有一些所谓的"我们就是这样过来的"套路，我可能每天都要花大量的时间向他们说明产后是否能刷牙、洗头、洗澡、吹风、运动、吃水果，等等。不同的想法导致的不同做法之间总会产生各种矛盾，诸多小事也能衍生成为大事。而这一切，既会伤害老人的感情，也会增加我的疲倦感。

其次，照顾宝宝，特别是早产的宝宝，我们都没有经验，我深知找专业的人干专业的活儿有多么重要，我必须将风险降到最低。况且照顾早产儿这活儿不轻，后来的实践更是无数次证实了这句话。最累的时候，秀累得瞪着两眼愣是没明白我在和她说什么。这份辛苦，年迈的父母岂能承受？一旦老人累病了，我怎么能安心坐月子？

见宝宝"三顾茅庐"

2012年的最后一天，所有人都在辞旧迎新。而我还在家里哼哧哼哧给宝宝们产奶，手机铃突然响起，我一看来——是NICU，心里咯噔一下，嘴上不自觉地喃喃："坏了！"

因为这一天医院安排给大宝宝做眼科检查，这时候来电话，莫非有什么问题？我小心翼翼地接起电话……

电话里传来田晓寅医生甜美的声音："二宝宝今天出暖箱，1月2日我值班，你下午3点左右来和他接触一下，抱抱他，试着喂喂奶。"

心情从谷底直冲云霄，这是我梦寐以求的最好的消息！尽管只是去和宝宝见个面，接触下，却也是我每天心心念念的事啊。到现在为止，除了宝宝们出生时那颤颤巍巍的不到15秒的录像外，就是医生帮忙用丈夫手机拍下的4张宝宝的照片。与宝宝见面的渴望已经令我快要窒息了！

我无比兴奋，连忙把这消息第一时间分享给所有人。丈夫和我一样兴奋，这一天，我们等得太久太久，无数次想象、无数次渴望、无数次思念，都化作我兴奋之后的一丝甜蜜。那些"见家长""见公婆""见客户"，统统都不及我们即将"见宝宝"激动又迫切的心情。每一天，我都情不自禁幻想一番抱到宝宝的场景，久久不愿回过神来。

产后第20天——2013年元月2日，我起了个大早安排当天的行程，准备去协和看宝宝要带的东西，挨到8点，无数次拿起手机想给田医生打电话，又怕自己太沉不住气打搅了她。一直忍着到9:30，实在按捺不住了，才勇敢地拨过去。可惜没人接，猜测那边忙着，只好要自己冷静下来，该干啥干啥，按时吸奶。这天不打算派人送奶过去，想下午自己带去。

正吸到一半，田医生的电话来了，我猛地一弹，立马接起电话。

田医生给了我可以去的确切消息，让我什么都不用带，就是去看看、抱抱，适应下。我想，这下总算是板上钉钉的，跑不掉！一刻也不想耽搁，我激动地指挥保姆红准备外出的衣服：找出登山羽绒衣和羽绒裤，所有的口都有收紧功能，厚实，比一般羽绒裤暖和，以保障还在月子里的我外出不受风寒。另外，我还特地备了一个大袋子，用来装进到室内后脱下的外衣，和一条大红丝绸方巾，用来遮盖喂奶（当了妈妈后，母性意识不断驱使着我要给宝宝喂奶，我盼望那美好的肌肤接触），还带了一条孕期穿的薄秋裤，医院热，等到了就换上……

一切准备就绪，我激动地"下令"当天中午12:00前一定要开饭，我有多久没有这样迫不及待过了，偶尔回忆起当天的样子，都觉得有意思。

餐桌上我们因为心情愉悦聊起不少住院时的小插曲，看得出丈夫的兴奋，一点儿也不输给我，他是那天餐桌上的"主讲"。高高兴兴迅速吃完，我让丈夫先睡会儿，走时叫他。

就在此时，丈夫冲我喊："医院来电话了！"

我心里一紧，竖起耳朵听，见面不会又有什么变化吧？

原来是医院没有湿纸巾了，让下午一并带过去。

我清楚地听到了自己紧张的心跳声，我跟丈夫嘟囔："还以为是不让我们去了，吓死了！"

话音刚落，手机又响了，还是医院，是田医生的电话，这下不慌张了，我稳稳坐下来，喃喃自语："田医生打来的，可能也是说纸巾的事。"

只听见田医生在那头道歉："今天宝宝突然血氧低，原因还在查，可能环境变换不适应，也可能是呛奶，今天不适宜看他了，所以今天不能安排见面了，你就不用来了，对不起。"

没等我再多说，她就急着说了句："我得去看宝宝了。"便挂了电话。

挂了电话，我呆坐在沙发上，像个泥塑人，动弹不得。

眼泪忍不住地往出涌，心里有说不出的委屈：去年生的宝宝，今年都没见到……说着哭得更厉害了。

越想越觉得不甘心，这一趟已经计划好了，还是跑一跑，反正要给宝宝送湿纸巾。

也不顾在月子中，于是和丈夫商量，今天的母乳我们自己给宝宝送去，顺便认识下田医生。我和田医生一直是电话联系，之前从未见过面。

没想到，机会都是留给有准备的人的，我们到达医院后，竟然获得了田医生的特批。她看我们如此虔诚，说："既然来了，就抱抱宝宝吧。等等，我先进去看看。"仅剩一套隔离衣，丈夫当然是把机会让给了我。我没等田医生回来，便迅速洗手消毒穿戴好隔离衣，整装待发，只等田医生一声令下。

见她返回来了，我的心咚咚直跳，她见到我这一身装备，表情添了一丝尴尬，不好意思地告诉我："今天还是看不了，护士刚给输上液，得晚上7~8点才能完。后天晚上我再给你们打电话吧。"

失望再一次将我们笼罩，几个小时内，心情大起大落好几番，我都有些麻木了。还好丈夫冷静，把手机递给田医生，让帮忙给宝宝们拍个照，以解我这相思之愁。

田医生如了我们的愿，拍好照递给我们，我赶紧追问："明天可以看宝宝吗？"她算了算时间，给我安排在了后天晚上。

没能抱到宝宝，照片成为全家人唯一的慰藉，晚上我们夫妻俩和保姆红、月嫂秀一起欣赏手机照片，看得不亦乐乎。仅仅两张照片，看了一整晚，放大、缩小，各个细节逐一研究，宝宝的每一寸肌肤都不放过。最后得出结论：小宝宝竖起来的小胖手，手型很像丈夫，可爱极了。

第一次的见面以失败告终，心中那个渴望却被撩拨得更高，每分每秒都过得艰难。好不容易熬过了两天，我们还是没能看到孩子，反而得到了一个坏消息：田医生告诉我们当天上午，小宝宝发生了一次窒息，考虑还是有感染，正在查原因，这段时间都不适合看他了。

感染？窒息？我呆坐着，怎么一直乐观的情况，又急转直下了呢？这可是危及生命的症状啊。我看着手机里的照片，眼泪夺眶而出。

这一天是2013年1月4日，人们赋予它爱你一生一世的意义，除了爱情，我和丈夫更想将这份爱传递给孩儿们。

丈夫和我一样忐忑焦虑，急得眼结膜都有红血丝了，而我受到情绪波动的影响，产奶量明显减少……

坏情绪困扰着我，拿着手机翻电话簿，想找一个能给予我帮助的人。最后锁定李冀医生，经过那次手术抢救，我们已经结下了深厚的友谊。

怕打扰他工作，我没有给他打电话，而是向他短信咨询。没过多久，他便回复了：别太担心，宝宝体重轻抵抗力低下，加上住院时间长，因此感染可能也大，应用抗生素治疗能好转，不用太担心。

李医生字句之间的淡定给了我很大的信心，我相信他！

宝贝们从出生以来不断地受苦，与母亲分离，独自闯难关，这令我内心万分难受，可又帮不上忙。我内心的无奈与忧愁，与日俱增，我觉得自己变得越来越脆弱，再也无法接受有关宝宝任何不好的消息。

第二天，贴心的田医生怕我们太过担心，一大早就打电话来告诉我最新进展：给了小宝宝抗生素后好多了，准备再给些白蛋白；大宝宝已经2000多克，不久将进入过渡期，估计一周左右能出院。

谢天谢地，总算盼来了好消息——我们要提前和大宝宝见面了！大宝宝原本比小宝宝身体弱一些，先前一直待在暖箱里，出乎我们意料的是，他因为状况较稳定，竟然后来者居上。

　　昨天心情还在谷底，今天又来到山顶，这心情像过山车不知道坐到什么时候才是个头。来不及庆祝，我又开始担心宝宝们回来后的状况，我是不是能及时掌握他们的情况变化，能不能当个合格的妈妈。我有点没自信，内心焦虑不已。我只知道：从此这个世界上又多了两个让我牵肠挂肚的人。

　　怪不得人家说，当妈的心情复杂啊！

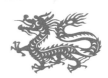

与宝宝见面的渴望已经令我快要窒息了！

全副武装，接金旦儿回家

金旦儿出院的日子一天天逼近，我兴奋并紧张着，每天看书，抓紧时间学习，没有宝宝在家，仅是纸上谈兵看书中文字也能让我激动不已，总觉得时间不够用。朝思暮想盼着宝宝们回家，日子真的近了，却又莫名的胆怯。五味杂陈的心情，说的就是这吧！

2013年1月7日一早，田医生就来电话了，通知我："大宝宝情况趋于稳定，可以进普通病房了。待会儿我帮你问问是否有过渡病房，你可以过来陪陪宝宝，如果过渡得好，两三天就能回家了。"

我连说好，恨不得在电话这一端握住田医生的手。挂了电话，心里还紧张得不得了，在房间里踱来踱去，不知道自己应该干点什么。

不一会儿，田医生的电话又来了，我竟然吓得跟跄了两步，生怕昨日重现！还好她是跟我确认有病房，再次确认行程和时间。我大概算了下，也尽量满足丈夫的时间，估摸着下午4点能过去。

田医生一口答应了，她说："正好宝宝下午3点有顿奶，那就等你来了喂。"

一件小小的事于我而言却是莫大的喜事，竟然马上就能见到宝宝，抱着他们喂奶了！我渴望已久的亲密接触……

我兴奋不已，放下电话，手扶着腰，极尽妖娆之姿地大声喊保姆红和月嫂秀："听我讲哈……"

俩人也跟着兴奋起来，做饭的速度也明显加快，厨房里叮叮哐啷的声音我听起来真像一首歌儿，和我的心情一般欢快。中午12点半大家吃完饭就开始分头行动，红收拾餐具，秀去给宝宝们铺床。我紧急叫停："秀，等等！"

给宝宝们铺床迎接宝宝们归来这事儿，做妈的一定要做，即使有月嫂也还是要亲力亲为。

和秀一起铺好了床，我也按原定计划洗了个澡，其实这已不是我第一次洗头洗澡了，早在产后一周左右，护士们就问我是否要洗头，她们有机器可以帮我洗，我痛快地答应了。洗澡则是在出院后一周以后，把房间温度调到了28度。我想，老观念说产妇不能洗澡，多半是因为产后多汗，毛孔张开，容易感冒，受凉后不能哺乳。一旦解决了这些问题，就完全不用担心了。

时间直指下午3点了，还没有看到丈夫的踪影，赶紧给他打电话，问到哪里了。

他答："等一等，马上就出发。"

我暗忖：这下坏了，原来他还在公司没出发呢。丈夫开车还是新手，不能求快，再加上堵车，宝宝在那边饿着可不行啊。我立马改变策略，让丈夫直接从公司去医院，我和保姆们自己打车过去。

我当机立断，赶紧带好简单的装备，说走就走。赶时间要紧，所需的用品不够的只能到时候再回来取。

我们火急火燎地来到NICU，田医生及时调度，一边安排红他们去联络过渡病房，并安置行李，一边安排我换衣服准备给宝宝喂奶。

没想到这么快，我的准备工作还没做呢，正想找护士要一大杯水喝下，这样出奶会快一点。殊不知田医生告诉我："忘记跟你说了，不是让宝宝直接吃你的母乳，而是把奶吸出来，用奶瓶喂。"

我愣了两秒钟，又一次体会到从天堂跌落凡间的失望。田医生解释说："他是早产儿，弱，不能直接吸吮母乳，任何吃力的行动都会给他带来极大的危险。他现在血氧饱和度不太高，还带着氧气和血氧检测仪。"

说着护士已经将宝宝车床推出来，田医生轻轻抱起宝宝并直接平托着交到我手中。

哇！我的宝宝！一切不快都烟消云散，此时此刻，我的眼里只有我的宝宝，我久违的宝贝，我只生过还没见过的小天使！

看着宝宝，我下意识地两只手平行着接过来，不敢再动一动，生怕摔了宝宝。

我的心，我的视线，再也挪不开宝宝——啊，他，就是我的宝贝啊，我的大宝宝，金旦儿！第一次将他抱在怀里的感觉，原来是这样——轻飘飘的。

早产儿喂奶小技巧

1. 奶嘴要放在他舌头上面，而不能放下面，这样不会呛着他。

2. 当宝宝吃着吃着停下来的时候，是因为早产儿力气有限，吃一段需要休息一下，不要急，慢慢喂，甚至宝宝连续吃，妈妈也要掌握节奏适时停一阵，早产儿吃一顿饭20分钟是常有的事。

3. 如果宝宝吃着把舌头往外顶，那就代表他吃饱了，不想吃了，不要强求，把奶瓶退出来。

4. 如果宝宝忽然之间涨红脸，可能是因为在尿尿或者在便便，喂奶也可以暂停几秒。

5. 如果宝宝吃奶的时候口周、鼻子两侧发青，要看氧气是否掉了，赶紧叫护士。

6. 宝宝吃完奶，一定要右侧卧位，这样如果有溢奶才不会呛着。

我自言自语道："这么轻呀，托在手里一点儿分量都没感觉到。"

原来设想了千万遍的想要和宝宝说的第一句话，早都忘到了脑后。

我一个劲儿的，傻傻地重复着："宝宝，妈妈来了，妈妈来了。"

没想到，这时他原本闭着的眼睛睁开了，旁边护士说："真是百试不爽，宝宝第一次听到妈妈的声音都能睁眼。"

医生和护士身体力行地教我喂奶的姿势，我依葫芦画瓢，拿到奶瓶，迟疑了一阵子才忐忑地塞进金旦儿的小嘴巴里，只见那张小嘴就开始咕哝咕哝地吸起来，太可爱了。

我还在自我陶醉之中，只见宝宝竟然——呛奶了！护士马上接过宝宝，眼疾手快地不知道怎么倒腾了两下，就摆平了宝宝呛奶的症状，我看得目瞪口呆，琢磨着我要怎么才能学会这招式啊……

她转而轻言细语地对宝宝说："宝贝儿这是怎么了，这几天咱都吃得好好的哦，吃累了，那我们就休息一下吧。"

看着护士安抚好宝宝，一切都那么自然，我却背脊发凉，心有余悸，不敢再喂宝宝。

护士连忙笑盈盈地过来安慰我，同时支了几招。

短短几分钟，真让我见识到了喂养宝宝是多么大的学问，搞不懂宝宝的表情、行为和动作，就没法与他沟通，势必会出问题。越听护士交代就越觉得深奥，前面的路依然是险峻重重啊。

对比我的忧心忡忡，丈夫则要理智得多，匆匆见了宝宝一面后，就立刻带着人马回家整理必需品，不然没法在这里过夜。

现在是带着宝宝一起"住院"，不比从前一个人，大小事都要有所准备。这里的病房温度较低，我原本计划的短袖穿不上了，要穿上薄外套。后来才知道，对于新生儿来说，二十来度的温度是最合适的。

护士把宝宝送过来的同时，又给我交代如何监测宝宝的情况，因为宝宝还戴着血氧饱和度监护器，上面的数据代表着宝宝的实时状态。我竖着耳朵认真地听，生怕错漏一丁点儿。

新生儿的看护远比我所能想象的困难、麻烦百倍。医生、护士交代的东西太多太多，我完全应接不暇，用手机录下来，还不放心，又拿本子记。好在月嫂秀有基础底子好，上手快。

活了四十多岁，才发现生宝宝、养宝宝，尤其是早产儿，真是一门巨大的学问啊！

护士让我再抱抱宝宝，这一次，有她帮我把被子垫好，然后把宝宝交到我手中，我依然双手平行去托，她矫正我，让我一手顺着宝宝托住他的脖子和屁股，另一只手从上方绕过去抱住宝宝……

抱着宝宝，我真的体会到那句：含着怕化了，捏着怕碎了。不是太宠爱，而是真的太来之不易！

这时我终于想起早就准备好的要和宝宝说的话，现在说也不晚，于是冲着宝宝郑重地、充满仪式感地说了一句："宝宝，欢迎来到这个世界！"

这下终于了了我的一桩心愿！

此时，丈夫和保姆红已将必备的东西拿来，丈夫终于可以踏实地坐下来，静静地看一看睡着的金旦儿，表情是那般慈爱、那般温柔。

金旦儿好像感觉到爸爸来了，忽然醒来，大声哭，好像要找爸爸似的。

这时房间里只有丈夫、我和金旦儿，我们既不哄他，也不和他说话，就这么静静地看着他，聆听他哭的声音，享受精神上的互动。那场面好美，我不舍得忘记……一直未动声色的丈夫，眼睛潮红了，五十得子啊！

我的心情，又有何不同呢？

凝望宝宝的睡姿，我的心无比柔软。从刚开始抱他觉得陌生、没有什么特殊感觉，到这一刻，我才真正体味到母亲的感觉。

我不知疲倦地抱着，不愿意松手。

经过两天的学习和实践，除吃喝拉撒外，就连特殊的喂药、氧气的给法和血氧检测仪的使用，我和秀都基本熟悉了。

过渡期的最后一天，月嫂秀对我说："大姐，我认为我可以了。"

我的金旦儿也表现得很好，很争气，各项指标均处于平稳状态。医生终于给我们颁发了"毕业证"——出院通知书。

医生说宝宝身上的仪器大概要再过半个月才可以撤，到时得看宝宝的情况再定。

出院那天，田医生完整讲解了宝宝的喂养、给药方法与剂量，以及我们特地购买的制氧机和血氧检测仪的使用方法、注意事项等，例如，氧气不能给的时间太长，不能太浓，那样会影响视力。我全部都巨细靡遗地用手机录了下来，供回家后随时参考、学习。

我边用手机录，边做笔记，出院带药纸被我记得密密麻麻的，这才安心回家。

　　天气晴朗，阳光明媚。回家路上，一群人等鞍前马后地伺候宝宝，我是既兴奋又紧张，满怀信心地对金旦儿说："妈妈能照顾好你，我的宝宝，放心吧！我们回家了，从今天起，苦尽甘来！"

　　2013年1月7日，金旦儿终于回到了他温暖的家！

我家变成 NICU

丈夫开着车，我坐在副驾驶位上，月嫂秀抱着金旦儿坐在后排，旁边是保姆红，丈夫这个新司机今天可紧张坏了，因为车上有他盼望已久的儿子啊。

到家后，丈夫把仪器接好就上班去了。时钟已经指向中午12点多，保姆和月嫂都开始忙活，我独自在屋里陪着我的宝宝。忽然之间，只听见哗哗哗哗的声响，来自血氧检测仪，我抬头一看，血氧饱和度在下降。

怎么回事？我赶忙一边冲房门外大声招呼秀，一边自己动手查找原因：

脚心仪器接触，没问题！

制氧机出口接触，没问题！

血氧却仍然在不停地降，宝宝口唇周围开始泛青，再抬头看，血氧饱和度已经降到了79%（正常人在95%以上）。

一向镇定的我，这时真急了，豆大汗珠噼里啪啦从额头上掉下来，流入眼里，弄得眼睛睁不开。我根本没空理会这些，在心里乞求自己平静下来，平静下来，好好找原因。仔细听，好像有"嗞嗞"的声音，顺声音找，终于找到了！是管路，三通连接处漏气！

我一边拍宝宝的小脚，让他哭，一边叫月嫂秀。

医生曾经说过，如果血氧降下来，就要拍拍宝宝的小脚心让他哭出来，这样会提高血氧饱和度，因为哭可以促进宝宝提高肺活量。

宝宝不停地哭，也不见月嫂秀和保姆红赶来救援。后来才知道，她们俩在厨房边做饭边交流宝宝的新进步，忙得不亦乐乎，压根没听到屋里的动静。

事不宜迟，我赶紧手忙脚乱地找出刚从医院带回来的医用胶带，将漏气之处粘了一层又一层。

好点儿，可还是不太管用，怎么办？我急得像热锅上的蚂蚁，事发突然，真是始料未及，我的眼睛迅速扫过从医院带回来的各种零散之物，看有没有能派上用场的。最后，我的目光锁定在刚开包的仪器塑料包装纸上，就是它！

我手脚麻利地赶紧拿剪子，把它剪成合适形状，在粘好的胶带上包上它，接着再左一道右一道用胶带粘得牢牢的。一切都在电光火石之间，伴随着宝宝催促的哭声，我总算把漏气问题给解决了！

再看宝宝，哭闹间小脸上粘氧气管的胶布已经脱落，我又赶紧伸手到包里，摸出宝宝专用的胶布，这种胶布不会伤害宝宝的小嫩脸。刚一找到，月嫂秀也赶过来了，我们二人合力帮宝宝把胶布给粘好了。

我盯着仪表盘上的数字，眼睛都不敢眨一下，血氧指标终于升上来了。扑腾扑腾的心渐趋平静，我这才敢坐下来，好好喘口气。

险情总算排除，接下来我还得抓紧改善器械问题，从今天的状况来看，是三通与管道粗细不配套，需要尽快更换了！

宝宝折腾了一番也累了，月嫂秀熟练地给他喂奶。然而，难题又接踵而至了。

早产儿氧饱和度下降应急处理程序

1. 如果宝宝正睡，把他弄醒。
2. 检查氧气管位置是否连接好，粘在脸上的氧气管是否脱落。
3. 检查脚上的仪器探头，是否连接好。
4. 如果上述都没有问题，提高给氧量。

在医院时，有护士配药，我们只喂进去就可以了，想着配药不就是个细致活儿吗？回来自己倒腾下即可，谁知，问题恰恰出在这里。

其他药简单，按说明书配，不会错，但这"力蜚能"（一种补铁剂）着实让人伤透了脑筋。它呈胶囊状，1粒为150毫克，医生开的剂量是每次4毫克，我要如何去计算这区区4毫克的量呢？三个大人望着药抓耳挠腮，不知如何下手。

我索性打开胶囊，看见里面满是密密麻麻的针头大小的小黑颗粒，在心里计算着150毫克中取4毫克，相当于4/150。接着，我想了以下两种办法。

第一种方法：把一个胶囊分150份，取4份。

保姆红和月嫂秀认为这方法行，就一粒一粒地数数，可是150份哪儿那么容易数完，这方法实在耗时费力还不科学，因为我又发现，一个胶囊内的颗粒大小不均，就是数量相同的一份和另一份重量也不同，这个办法很快被叫停了。

第二种方法：按重量称了再平均分。

可惜，我们没有那么小刻度的秤。

忽然，我脑海里灵光一现，想起护士说的一句话：有的药用水溶。

对呀，把这150毫克溶在水里，再用吸管取相应数值，不就行了。

1粒150毫克用30毫升水溶解，取0.8毫升（4毫克×30毫升÷150毫克=0.8毫升）的溶解液体，就是4毫克的药量。用吸管取出即可。

好不容易折腾好这种药的剂量，其他的还有5种药，这些药有的一天一次，有的一天两次，我把它写在白板上，挂在墙上，随时可见，这样就不会把药吃错了。

由于药的剂量太少，手都不敢抖一下。

毕竟是药三分毒，宝宝小，总希望越精确越好，每次喂药之前，我都生怕自己拿得不够垂直，读数方式有误，不得不看了又看，才敢滴到宝宝嘴里。

喂了奶和药，秀把具体的时间及剂量都给记录下来。

忙完已经是下午4点了，这时，我们三个大人才发现，午饭还没吃呢！

接触早产儿六须知

1. 凡是从外面回到家的人，进入宝宝房间前一律先换外衣，再洗手。宝宝爸爸也不例外。

2. 看宝宝时尽量戴口罩，以免打喷嚏污染环境。

3. 未经宝宝妈妈同意，不要亲吻宝宝们。

4. 请不要穿胸前有许多突出装饰的服装抱宝宝，以免划伤宝宝的小嫩脸，如穿此类服装，请换上我们为您准备的外衣后，再抱宝宝。

5. 请勿大声喧哗。

6. 请听从月嫂指点。

我们笑谈，三个大人四个小时才搞定一个不到两个月的早产小宝宝。

可是，无论如何，这一天的手忙脚乱，既在预料之中，也给了我们护理早产儿的可贵经验，我更是满心欢喜与幸福，我丝毫不觉疲累。

晚上丈夫下班，换了衣服直奔婴儿室。一推门热气扑鼻，温度在22℃以上，房间里此起彼伏着"哐吱，哐吱……"的制氧机声音，和"哔哔哔哔"的血氧检测仪声音。

"这简直就是NICU啊！"丈夫脱口而出。

第一次抱金旦儿，丈夫比我更加僵硬，堂堂男儿，却小心翼翼担心害怕的样子，直叫人暖心又好笑。月嫂纠正半天，感觉好点儿了，还是不知是哪不对劲儿，最后索性放弃纠正了。

望着丈夫第一次抱起大儿子金旦儿的样子，我那幸福的感觉别提多浓烈了。

银蛋儿归来，一家团聚

我们的金旦儿刚刚开始适应新的环境，第二天，医院就来电话，通知我们银蛋儿也可以出院了。我们一家人终于要团聚啦！

期盼与久违的银蛋儿见面，接银蛋儿时，丈夫心急走得很快，在医院楼道把我落得好远，以前我总嫌他走得慢，当爸了真的不一样了。

见到银蛋儿的那一刻，我看到他顶部头发被剪掉，知道那是打针或输液造成的。心疼不已，抱着宝宝就舍不得放下。

宝宝，你终于闯过来了，你真的是一丁点苦都没有逃脱：最开始是消化关，你曾呕吐褐色分泌物，疑似肠道出血；然后是本以为平安渡过的呼吸关，就在我们第一次"约会"的前期你一度发生窒息；最后是感染关……我的宝宝，感谢你如此坚强、勇敢，你是好样的！

银蛋儿很活跃，不时地做出各种表情逗我开心，当妈的我一点儿也不厚此薄彼，把给金旦儿说的话，一模一样地说给了银蛋儿。医生交代了照顾银蛋儿的各个注意事项。由于早产儿自身免疫力低，还不能打疫苗，我们回家后需要更注重对两个宝宝的环境保护措施。

为此，我还制定了六条"家规"。

2013年1月9日，银蛋儿回家啦！从此我们全家团圆啦！

与金旦儿有所不同，银蛋儿只在吃饭时需要给氧。不过，由于有了先前照顾金旦儿的经验，一天下来，虽然两个宝宝增加了我们"工作"的难度，也总算安然度过。

但是，我敏锐地察觉到月嫂秀一个人盯不住两个宝宝了，昼夜不得休息，几天下来，我和她说话，她瞪着眼看着我，却反应迟钝，不明白我在说什么。

照顾宝宝这件事，只要经济上不困难，绝对需要一对一的照料，尤其是我们家的特殊情况——两个都是早产儿。我得赶紧找月嫂公司再寻一得力助手了！

两个宝宝回家后，家里登时变得热闹非凡，我的保姆团队也从原先的一人，扩充到三人：一个保姆、两个月嫂。

照顾宝宝的大小环节中，我最为向往的是给宝宝洗澡。只可惜看着那小手小脚，软绵绵的样子，我满心欢喜，却实在敢想不敢做，只能在一边痴痴地望着。

之前洗澡就哭的金旦儿，似乎因为有了弟弟的陪伴，再也不哭了。

而我却总像看不够他们似的，总想把他们拥入怀中。只要他们小哥俩醒着，没吃饭，我就抓紧每分每秒抱着他们，恨不得把他们从出生到现在所有应得而未得的母爱都给他们，月嫂秀教我姿势，让我能和宝宝们胸贴着胸，腹贴着腹，宝宝能明显感受到这是来自妈妈的怀抱，他们的眼神和感觉完全不一样了，银蛋儿还伸了伸脑袋，看似可以轻轻抬头了，接着便在妈妈的怀抱中睡着了。

2013年1月12日，我的宝宝们满月啦！

今天我和丈夫准备给他们做人生中第一个小脚印和小手印以留念，我们在月嫂的指点下进行初步尝试，做得不理想。月嫂说：不太容易做好，所以好多人家让外面公司做。但我和丈夫坚持认为，父母亲手给宝宝做更有意义。于是我们总结经验又开始了第二次手工制作。

首先把泥揉柔软，丈夫用小擀面杖，小心翼翼地把它擀成厚度基本一致，和模具相近的大小，我抱着宝宝，丈夫给宝宝印，垂直按下去，再垂直抬起，稳稳的，不偏移分毫。好了，这次很好，形状清晰，不偏不倚，连月嫂都说堪比专业公司做的了！

接着，趁模型没干，我又用牙签在上面扎了字。

最后，在阴凉处晾干，我们便可以收好宝宝们的小脚印和小手印做永久留念。

2013年1月14日，我产后整31天。

我们第一次带宝贝们去协和医院打"剂脉欣"针剂。出院后医生要求每周打一次，丈夫要和我们一起去，我觉得打针是很简单的事，我自己开车应该可以，快去快回，不会在外面逗留很久，也不会受凉，于是就让丈夫上班去了。上午我们充好三个大氧气袋，吸取以前教训把接头放在水里看看是否有气泡，确定一切完好后装车。

然而，正好那天新来的月嫂不堪重负向我告退。我没有办法，只好让保姆红暂时充当月嫂角色。我负责开车，月嫂秀和保姆红一人抱一个宝宝，我们一行五人，带着三大袋鼓鼓的氧气袋上路了。

刚开车，没10分钟，银蛋儿开始哭，据秀说他有点儿饿了，停下车来，不哭了，继续开车走。

一会儿金旦儿的血氧检测仪不停地报警，数值低了。我们费了半天劲，终于找到原因，氧气袋用了一半了，可能压力不足，秀和红把它放在两人之间，挤压着，的确管用，但这样她们很累，不能长时间坚持，因为她们还抱着宝宝。最后秀把它放在双脚下踩着，警报终于停了。

金旦儿哭完，又换银蛋儿大哭，一阵紧似一阵，哭声一声一声直扎我心。

到了停车场，找不到停车位，我只好先停在不挡道的地方，在车里配好奶，喂银蛋儿吃。

这一路下来，真是好热闹，宝宝们的哭声，大人焦急的喊声，交织着仪器的工作声，我由衷感叹道：三个人伺候两个宝宝真是不够用啊！

此时，氧气已经消耗了一袋，待我缴费取药回来，好远就看见红抱着银蛋儿找护士说什么，我连忙加快步伐过去问她怎么了？

她说："银蛋儿有点缺氧，脸色发青，咱只带了一套氧气和管儿，金旦儿用着。"

我说："在医院里不怕，哪儿都有氧气。"

和护士商量先把氧气给上，我去交费（身上没带现金，只好自己亲自去刷卡缴费）。回来后宝宝的情况已经缓解。

可是，由于产后身体尚未彻底恢复，我的脚仍然有些肿，只能穿丈夫的大鞋，再加上我长期不动，腿软，走起路来想快都快不了。不知不觉间时间竟已过了好久。

我给宝宝们备的三个氧气袋转眼只剩半袋了，回想来的路上就用了一袋，这回程是肯定不够用了。

我急忙去找护士商量，看能否给我们灌点儿氧气，护士说不行，但是她告诉我医院小卖部有，小卖部离这不远，情急之下，我自己挎着包，迳自拎着两个空氧气袋去了小卖部。可小卖部的人竟然说没有这东西，让我到急诊去看看。

四周张望一番，好在急诊室离得不远，立马调转方向奔往急诊室。心里急，不断加快脚步，可还是半天才扭到。远远看见前台，张口就问："充氧气在哪？"前台接待员却一脸茫然，说："没有。"我又问其他医护人员，都摇头。

我心想，这下可完了，大家都不知道。我急得汗水直往下淌，实在没想到身在医院，还能弄不到点氧气，难道就真的求助无门吗？就在这时，一个正打电话的护士冲我喊了一声："有。"

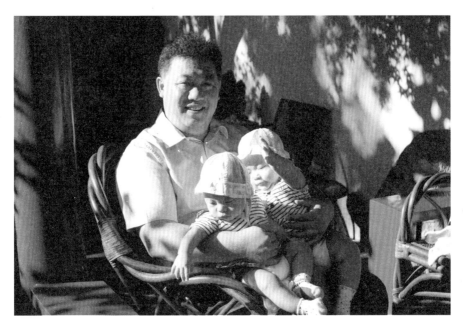

↑　夏日午后，爸爸带金旦儿、银蛋儿在树荫下乘凉

　　我像看到了救命稻草般眼巴巴地等着她。心跳仿佛都漏了一拍，大约见我急，护士也很快便撂下电话，告诉我说南门侧面有氧气站，并指点我如何走。

　　那天六七级西北风，吹得我几乎走不动路，我还没出月子，身体虚弱，再加上穿得很厚，也许是因为走了太多的路，也许是心急，以至于我全身大汗，帽子都湿透了。三九天的风格外冷，透过帽子直达我头皮，刺骨，想着自己还在月子里，我忙用手捂着头，才好受些。

　　大概二十分钟后，穿着丈夫的大皮鞋、登山裤、羽绒上衣、毛线帽，背着包的我，终于在腰上挂着两大袋鼓鼓的氧气袋如英雄母亲般出现在了宝宝们的身边。这一切，总算有惊无险。

　　宝宝们出院后每月还要去医院进行一次例行身体检查。第一次查体时间来临之际，我们家的育儿团队又增加了一名月嫂。丈夫听说了上次惊心动魄的一幕幕后，坚持要跟着去，并换了辆大车，特地把氧气筒用绳子绑在前排座椅旁，这样可以随时为氧气袋充气，一个小型可移动的氧气站做成了，于是我们一行七人出发了！

　　两个月嫂怀抱宝宝，肩背一个绿色大氧气袋，保姆红则背着装有宝宝吃喝拉撒东西的大包，我再背一个大氧气袋，风风火火的育儿团队，煞是"壮观"。

　　路上，我们又谈起头一天银蛋儿呛奶的事……

　　当时，正吃奶的银蛋儿一下子吃急了，呛奶。秀听声音不对，赶紧让宝宝趴在腿上，背部向上，从下向上稍用力地快拍，奶水从银蛋儿的口里、鼻子里汩汩地流出来。

　　我从书上看过关于这种情况的描述，方法就是把宝宝扣过来，放在腿上，要把呛的奶拍出来，从鼻子里出来的奶要马上清理掉以免再吸进去引起肺炎。

　　于是，我赶紧用纸巾挤压着他的小鼻翼，把出来的奶擦掉。

　　秀清理宝宝的鼻子和嘴巴，我给宝宝找了干净的衣服换上。秀对我说，这就是较严重的呛奶，她遇见过，所以一听就知道。她以前干活的那家，就出现

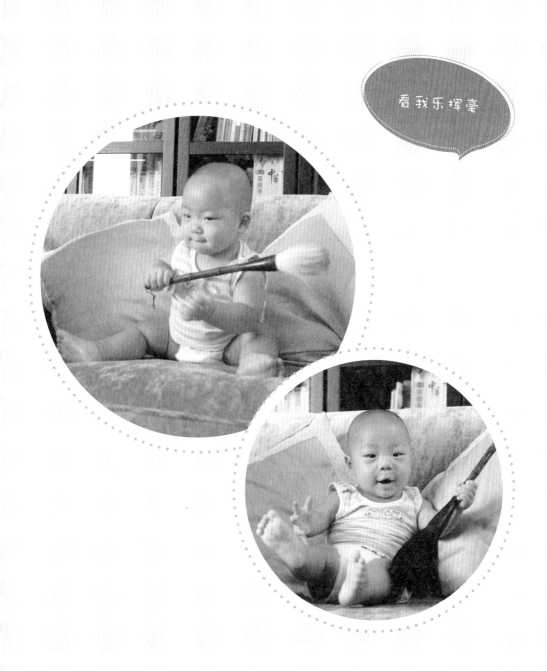

看我乐挥毫

过这状况，宝宝脸都憋青了，当时没有办法，想起老师教的最后这招，用上，同时马上去医院，到了医院，医生说她处理得当，否则就晚了。这种声音和一般呛奶声音不同，说不出来，反正她一听就知道。

我心中对秀的认可又多了几分，照顾早产儿，就需要这种既专业又有经验的月嫂，我没有选错人！

小家伙总算缓过来，我们急得不得了，他却像什么也没发生过一样，嗷嗷待哺，一吃就吃了近50毫升。

但秀还是说要明天和医生说说，检查检查。秀在车上又提醒我一次，我打心眼里感谢她对宝宝的用心。

到了医院，医生一边检查，一边说："宝宝们都长得很好，就照这样养。"

我们像是被老师表扬的好学生，心花怒放！这些日子，虽然累，虽然辛苦，还常常担忧，总算一切都在朝着正确的方向前进了。

接下来，我要开始准备宝贝们打疫苗和查询新生儿筛查结果的事儿了，宝贝们开始有自己的时间表、资料夹，因为两个宝宝，情况相似又有不同，需要区别开来，于是我在家里也给他们分开"建档"，他们有各自的人生不是吗？从现在就要启程了！

反观自己，终究还是在月子里，按照传统是不许出门的，为了宝宝，我都已经出去好几次了，到目前感觉也还好，只要注意冬天里把自己包裹严实，不要伤风感冒就好。

没有宝宝陪伴的月子，我得到了很好的休息。

当我再次来到杨主任诊室，她笑着说："一看你就知道休息好了。"她告诉我，我一切恢复正常，我忙问："肝功肾功怎么样？"主任说："出院前就正常了。"听她这么说，我心里一块石头落了地。

我庆幸求子路上自己遇见这么多好医生，好护士，好人。我从心底里向他们道声谢，这份感恩，将长存我心，永不淡忘！祝好人一生平安！

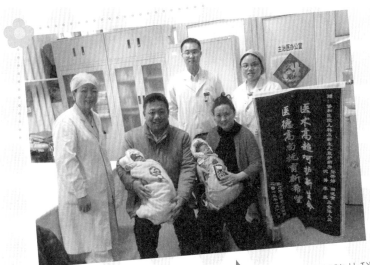

给北京协和医院儿科送锦旗，左为孙秀静医生，中为李冀医生，右为田晓寅医生

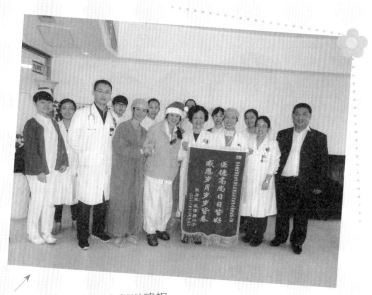

给北京协和医院国际医疗部妇产科送锦旗，前排右一为作者丈夫，右二、三、四分别为妇产科尹婕医生、马良坤医生和杨剑秋主任，左二为儿科李冀医生，左四为作者

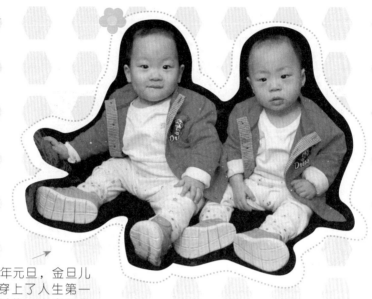

2014年元旦，金旦儿和银蛋儿穿上了人生第一双鞋！此时的一小步就是他们人生的一大步

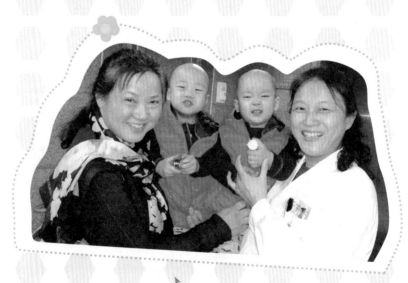

北京协和医院王文芳护士长（右一）

我的新"职场"

2014年2月16日，一位月嫂家中有事不得不回家，我得正式亲自动手参与照看宝宝们。而此时，月嫂秀在我家的工作时间也接近尾声。她耐心地手把手教我，喂奶，洗澡，抚触，换尿布，换衣服等，我都一一熟练掌握。

奶瓶喂奶：在宝宝张嘴时，把奶嘴放在宝宝舌头上面，这样宝宝才能吃到，注意奶嘴侧面的小孔朝上，这样奶不会流出。

饭后拍嗝：用两只手，一只手托着宝宝的头和颈，另一只手托小屁屁，把宝宝送到自己怀里，竖起来，让小下巴在妈妈的肩上，露出小脑袋和小嘴，这样不会堵塞鼻和嘴。然后用空心掌，五指并拢，手心弓起来，自下而上，从宝宝的腰以上开始轻叩，直到双肩高度。动作反复，直至出嗝。这样做可减少饭后漾奶吐奶。

这一日，我决定让月嫂秀来旁观我的实操，也好让我逐步过渡，去适应秀离开后的日子。然而，带宝宝的这件事儿，实践起来总是有着各种各样的突发状况。比方说宝宝们想吃奶时一刻也等不及，没给就哭不停。这种情况又发生了，我作为一个新手妈妈看着宝宝哭的泪人般红紫的小脸，听着他撕心裂肺的哭声，心痛不已。我边给换尿布边说："宝贝儿，别哭了，哭得妈妈心都要碎了。宝宝，等等，等等……"

秀赶紧停止"旁观"，一手抱着宝宝一手帮我配好奶并递给我。我忙乱之中给宝宝围上口水巾，这时宝宝的头在不停转，找奶吃，我立即把奶瓶的奶嘴放到他嘴里。突然发现奶嘴气孔不在上方，我抽出奶嘴，左转一下奶瓶没看见，右转一下还没有，急得大叫："孔呢？孔呢？"

好不容易开始喂奶了，我觉得身子僵僵的，凳子不舒服，腿稍一动，他就感觉到了，吃奶停了一下。可我还没找到合适的姿势，于是再动，他又停了，睁开大眼睛盯着我，我们四目相视，我仿佛看出他眼神中的责备和询问。

喂奶实操完成后，我还意犹未尽，等宝宝们睡醒了，我要尝试亲自给他们洗澡！

洗之前把室内温度调节好后，我就先把宝宝衣服给脱了，让他裸体适应屋内温度。给他洗头需要蹲着，可我生宝宝后两个膝盖活动一直未完全恢复，蹲站还有点儿吃力，于是我抱着宝宝两腿叉开慢慢蹲下……秀连忙告诉我："不对，两腿得这样。"说着她做了示范，蹲时大腿要一边高一边低，把宝宝的小屁屁放在高的腿上，手掌托着他的头颈，手指按住两侧耳朵避免进水，用清水洗头发。头洗好后，再洗澡。我把他轻轻托起，再慢慢地把他的小屁屁和腿先放到水中……

就这样，我半学半做地完成了给宝宝的第一次沐浴实操，我享受这接触宝宝肌肤的幸福感，又不禁感叹，要在洗澡过程中保护好这软绵绵的小家伙，有多么劳心劳力！辛苦并甜蜜的新手妈妈，总算是真真切切地体会到了。

丈夫，两个宝宝，三个保姆，这是我的新"职场"。虽有保姆们的帮助，我看似轻松，其实不比管理公司更容易。

平安健康是"1"，其他都是"0"，为了这个"1"，我愿倾其所有。每天能看到宝宝们的点滴进步，已是我最大的幸福。

由于宝宝们要吸氧、连接监护器，脸上总得贴着管子，可婴儿幼嫩的皮肤经不起胶布的折磨，我一直给他们使用从医院带回来的水体胶——惠尔透

预防治疗红屁股小妙招

把金银花的枝和叶洗净，泡水中，煮开后20分钟，去渣，留水备用，我们叫它：金银水。

把香油倒入锅中加热后，放凉。

每次给宝宝们换尿布时，先用屁屁纸把尿碱擦掉，再依次涂上金银水、香油、润肤膏、护臀霜。

这样既能预防红屁股又可治疗红屁股。

上述事宜仅供参考。

明贴，这样宝宝负担小一点，轻松舒适些。金旦儿还在持续用药小培菲康，一旦停药，大便就干燥。

幸亏，两个宝宝都很顽强，每天都变得比前一天更好。

2013年1月23日，即宝宝出院半个月后，我迎来自己48周岁的生日，丈夫带回公司员工送给我的惊喜——大枣、鲜花，更有公司公关部做的印有我不同风格的照片，还有大家签字留言的贺卡，我爱不释手，珍藏起来。

这一天，可爱的小金旦儿也来锦上添花，因为金旦儿可以正式撤氧了！

氧气一撤掉，金旦儿小脸上的胶布也就随之撤掉了，从出生就一直带着胶布的金旦儿经历了多少次撕扯胶布的疼痛，每每想起，我都心疼不已。这一天，当我跟他说："宝贝儿你是男子汉，忍一忍啊……"每次必定号啕大哭的宝宝，这一次竟然真的没有哭。这是他送给妈妈的生日礼物，对吗？

我生日第二天，银蛋儿也来给我道喜，他能"爬"了！小手小脚在床上用力地蹬，月嫂把手掌伸开放在他的脚后，让他蹬着，他用尽全身力气，一

月嫂和育儿嫂管理规范

1. 团结，友善，微笑待人，与人交谈语气要平和礼貌。

2. 进家门后立即清洗自己的拖鞋，洗头洗澡，换上干净的工作服。

3. 不打闹，不大声喧哗。

4. 专心工作，工作期间不得谈论与工作无关的事。尽量少接打电话，手机要调到静音或振动。

5. 不准在宝宝们附近接打电话，接打电话时要到卫生间小声进行。

6. 照看宝宝时严禁手机聊天。

7. 接触宝宝时动作要轻，说话声音要轻柔。

8. 每天洗澡洗头，内衣、袜子每日一换，工作服应至少3天换洗一次。长头发至少两天一洗，洗后把脱落的头发拾起扔到垃圾桶中。勤剪指甲，剪后磨圆。

9. 勤洗手。尤其大小便后；给宝宝换尿布后；或把尿和大便后，都应立即洗手。

10. 到卫生间剪指甲，剪后立即收起并扔到垃圾桶中。

11. 打喷嚏时应用手捂住口鼻，或转头避开宝宝，打喷嚏后立即洗手或用湿纸巾擦手。

12. 整理床和做室内卫生时要轻，避免灰尘飞扬。

13. 房间、卫生间要每天做卫生，保持整齐和清洁。

14. 随时清洁宝宝的床、被褥和衣服。每周一给宝宝换床单、被罩和枕套，如有污染应立即更换。用紫外灯室内消毒一次，消毒时把宝宝抱到其他房间。

15. 每天给宝宝洗澡时要做好防护，避免眼、耳、鼻进水。

16. 给宝宝喂奶、喂水或宝宝哭闹时，立即检查宝宝流出的液体和眼泪，并马上擦干，避免耳朵进水。

17. 勤换、勤清洗尿布，每周二、五给宝宝剪指甲，以免划伤宝宝的小嫩脸。

18. 早起餐后给宝宝换全身衣服。

19. 衣服湿了应立即换下，隔尿垫床单湿了第一时间更换。

20. 给宝宝穿衣要扣好所有扣子系好带子，谨防意外。

21. 注意室内光线要柔和，不能让光线直射宝宝眼睛。

22. 工作时注意自己和宝宝的安全，尤其夜间，自己站稳后再抱宝宝。

23. 不能隔着宝宝传递东西，以免砸到宝宝，烫伤宝宝。

24. 为了宝宝健康成长，有义务指点、纠正其他看宝宝的人不正确的做法。

25. 发现或怀疑宝宝有异常，应立即告知宝宝父母。

26. 如果两个人交替看护宝宝，在换班时应做好交接说明。应24小时保持有人看护宝宝，随时观察宝宝情况，及时处理宝宝哭闹，有异常应及时通知宝宝们的父母。不能出现空档期。

28. 详细记录每次宝宝吃奶、喝水、大小便、体温的时间、数量等详细情况，每天汇总总量并标出。每周五量体重并记录宝宝们身长和头围。

29. 有任何拿不准的情况都应立即联系宝宝父母。

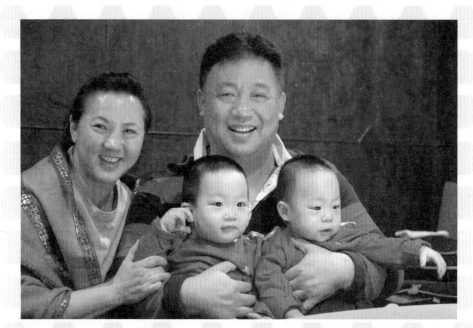

↑　幸福一家人

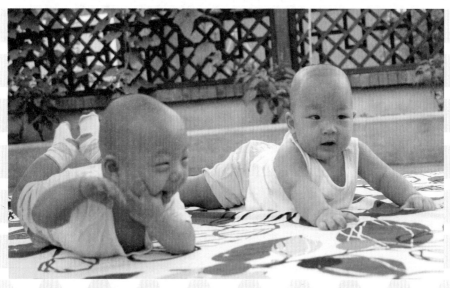

↑　金旦儿、银蛋儿在户外玩耍

边哭一边还要"爬"，真的能像虫子一样，向前蠕动个两三步，可爱极了，看他顽强的样子，我打心眼里高兴。

月嫂教会了我抚触，刚好看到银蛋儿状态好，我就把自己的第一次抚触按摩献给了他。虽然动作慢一点，也总算是让银蛋儿又享受了一番不一样的妈妈的抚触。

只有等宝宝们都睡了，我才有时间好好看看自己，自从两个宝贝降临，我就没有太关注自己了。不知不觉我坐满了42天的月子，脚面的"沙袋"感明显好转，虽然鞋子还是穿不上，从床上下地的时候脚后跟会疼，不一会儿便好，不像腰疼一直持续。仍然明显的是我的肚子，仿佛怀孕3个月的大小，但我却很满足，反正不是追求身材的少女，那我便好好享受孕育带来的一切改变。

两个宝宝的最大好处就是从小学会竞争，看着弟弟银蛋儿不断进步，金旦儿也在农历小年的前夕，距离银蛋儿学会"爬"不到半个月的时候，开始了类似"爬行"的运动。

宝宝们哪怕是一点点的改变，一丝一毫的进步，我都为之感动，为之欣喜，从弱小到强大，从来都不是一步登天的，我能见证他们的点滴成长，这已是人生莫大的收获！

丈夫，两个宝宝，三个保姆，这是我的新"职场"。

喜迎百日，人生再启程

新年将至，宝宝们的胎毛可以理一理了。理胎毛仪式，家人都倍感好奇，于是，这天全家所有人都来到宝宝房间见证宝宝们理胎毛的时刻。

就像印手脚印一样，我们仍然没有找专业公司，而是我和丈夫在月嫂的指点下亲手操作。月嫂抱着宝宝，我们照章行事，理得还算体面！两颗小脑袋，白白的，圆滚滚的，更像蛋儿了，好生可爱。

理完胎毛后，我们将其交给制作公司，制成了印章和毛笔。

又逢宝宝例行查体的日子，我带着新阶段整理出的新问题去咨询医生，尽可能做到防患于未然，因为马上要过年了，宝宝们的第一个新年，要图个安康、吉祥！

我觉得自己当了妈妈后，脑子里时刻装满了关于宝宝的十万个为什么，幸好医生耐心地为我解答各种问题。现总结如下，供宝妈们参考。

🌸 宝贝儿在爬了一两次后便不爬了，医生说是因为宝宝太小了，没力气，太辛苦，学爬还太早，等宝宝硬朗了，会自己主动学爬。

🌸 宝宝频繁打嗝、放屁也不是问题，反而是最正常的现象，医生说："不打嗝不放屁再找我来。"

🌸 金旦儿的"洗澡哭"难题，医生说是水温不合适，每次洗澡水要用上臂内侧去测，或者用温度计量。

✿ 宝宝过了38周，过年期间是否还用吃早产奶和母乳添加剂呢？医生说早产儿在到达5千克前为全面强化，就是每100毫升奶中热量达到80～85卡。5千克后是部分强化，即取消母乳添加剂。计量方法：每100毫升奶中含70卡热量，如无母乳，用奶粉代替也行。

另外得到一个好消息，小培菲康可以不吃了，因为我坚持母乳，即使少得可怜，用保姆的话说，宝宝每天吃母乳就像吃点心，但是依然是有益于宝宝的。

此外，医生还建议我们常常用手抓捏宝宝的四肢和手脚，用力适度，抚摸前胸和后背，他们会很舒服，还可以预防脑瘫。

因为我的两个宝宝是早产儿，所以我更重视每次的例行查体。宝宝们的健康成长着实得益于北京协和医院的医生们。他们在新生儿诊疗、喂养和护理方面理念超前，非常专业，也非常有经验。正是在他们的悉心指导下，我们这对新妈妈和新爸爸，才能够把两个早产儿宝宝养得这么好！

腊月二十八，公婆过来第一次见孙子，二老却敢爱不敢抱，说怕把不足月的宝宝给摔了。婆婆以前也是医生，更有趣，要求自己和公公每次看宝宝前都要洗手、洗脸、刷牙，以免带菌。

蛇年除夕夜，宝宝们出生60天，晚饭前拍全家福，由于有灯光，原本闭着眼睛的金旦儿竟出人意料地伸出两只小手，呈半月状护住眼睛，逗得大家笑不可抑。

有了宝宝们的新年，和以往也不一样了，除了欢声笑语外，还有宝宝们"嗯啊嗯啊"的参与声，我的人生因为宝宝们而进入了新的阶段，宝宝们令我更加懂得感恩与惜福。

新年里的每一天，宝宝们都比我们更忙碌，要穿着花花绿绿的衣服，四处招爱，每一个动作都招来笑声，尤其把两人放在一张小床上光着小屁股晒太阳，更是招来不断围观，大家笑着评论着，引来无数手机咔嚓声，好不热闹。

那时，宝宝们尚不懂得争风吃醋，但我的保姆们提前上演了这一幕。

随着宝宝们一天一天长大，饭量越来越大，母乳跟不上，两个月嫂纷纷为自己带的宝宝争取更多的母乳，产生了些许摩擦。于是，我只好规定：每天一顿母乳宝宝们交替进行，也就是说大宝宝今天吃了母乳，明天就是小宝宝的。面对这情形，我真是无奈又高兴，毕竟她们也是出于爱。

我继续用手机记录下金旦儿和银蛋儿点滴的进步和细微的变化，这已经成了我生活的一部分。

2013年2月18日、19日，金旦儿、银蛋儿相继会发声了，自己嘟哝小嘴玩得不亦乐乎，忽然从喉咙里发出一声"啊"的音，这标志着他们发音功能正常，今后通过学习获得语言能力，就可以与人沟通了。

2月20日，当时柔弱的金旦儿也能连爬5下，累得不行，正想哭，我连忙奖励一个抱抱，无限疼爱。

由于是早产儿，我宝宝们的疫苗注射，要等到预产期到达后方可进行。就这样直到2013年2月21日，我的宝宝们接受了第一针疫苗卡介苗，疫苗注射后，这天下午宝宝们几乎没怎么睡觉，一直闹，秀给金旦儿喂奶，银蛋儿也哭得跟泪人似的。我忙抱起他，他却哭更厉害了。

我哄他："银蛋儿不哭了，吃饭时不哭啊！"他还是哭个不停，并且不错眼珠地看着我，像和我述说今天打针的事，我哄他："宝宝，妈妈知道疼，妈妈也打过，知道啊。"哇的一声，哭声更大且抽泣，好委屈，他好像听懂了我的话似的。看他痛苦的样子，我心疼得眼泪都流了出来，但不愿意让月嫂看到，抱宝宝走着转过身，脸贴脸安慰他。待银蛋儿好些后，我坐下再喂，吃了一会儿，他好像又想起了自己的伤心事，继续哭。我给他拍拍嗝抱起，像抱着一块宝玉一样，但再也喂不进了，含奶嘴哭，秀喂完金旦儿接过来喂银蛋儿，银蛋儿居然吃得好好的，不再哭了。

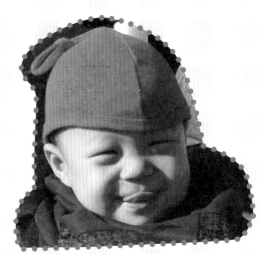

猜猜我是谁

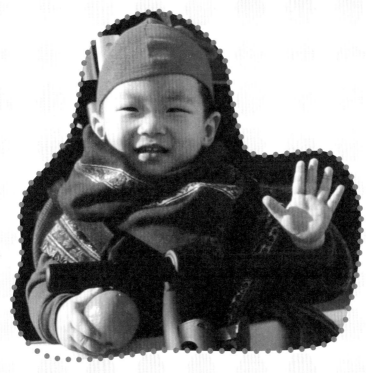

我说："银蛋儿会撒娇了。"秀说："当然向妈撒娇，我们老家有句话，见妈无事哭一场。"

2月23日，丈夫抱金旦儿，教他叫爸爸，金旦儿虽然叫不出，却努力地嘟着小嘴，第一次发长音，看得出来，我的金旦儿是很努力的宝宝！

2月25日，金旦儿的大便呈墨绿色有奶瓣，协和的主任医生告诉我们是正常的，因为大便在肠道待的时间短，消化时用的胆汁色表现出来的。银蛋儿常出现腹部痉挛，医生说这是肠蠕动所致，宝宝在长，没事。最后我找到一种方法能缓解宝宝腹部痉挛痛：面对面抱他，痛时长时间轻轻按压足三里穴。平时抚触时也有意识地轻揉足三里部位。

3月4日，宝宝们第一次在家里游泳，第一次带上了我亲手做的护脐带，心中充满了暖意。

3月8日，丈夫接到新生儿听力筛查的结果：您的宝宝已完成并通过本次相关耳聋基因筛查。我们回家一番庆祝。

3月13日，农历二月二龙抬头，我们又给宝宝们理发，想理成阿福的水滴头，可惜银蛋儿脑袋晃动，刀走偏了，没成型，索性理了光头，金旦儿造型成功！

连续教宝宝们握手，3天后，金旦儿能准确地伸出手来跟我握手了，我喜得忍不住在他的小脸蛋儿上吻了一下。我笑，他竟也跟着笑了，我第一次看他笑，眼睛弯弯的，像月亮一般，嘴咧得很大，像只小花猫，可爱极了！

3月16日，特地赶着听了北京和睦家医院儿科主任崔玉涛的讲座，关于母乳和配方奶喂养的话题，受益匪浅。听完课去商场，我一次性大手笔给宝宝们各买了12套衣服，准备百日宴。

3月23日，我的宝宝们百日啦！

我来之不易的两个宝宝，出生后亦一路颠簸着，成长点滴，铭记于心。一早就和丈夫给宝宝们寄语：希望宝宝们做个勇敢、自信、顽强、感恩、诚信、快乐、有责任感的人。希望宝宝们平安健康富贵幸福，孝敬父母。希望让我们享受到宝宝们成长的快乐和果实！并相约下一篇章，我们一起谱写。

我们还选了在中华水塔、三江之源、龙脉之地的康巴藏区，玉树三大寺之一，噶藏大寺和佛学院，给我们全家人举办千盏灯祈福吉祥大法会。

当天早8点那边来电话，通知我们法会开始，同时手机直播盛况，并祝福我们：吉祥，扎西德勒！

中午12点30分，宝宝们吃过奶，我们把大家的礼物一一给宝宝戴上，然后全体出动去照相馆照百日留影。

是的，工作生活一切顺其自然，我依然竭尽全力投入在宝宝们的生活、成长中，虽琐事不断，却甜蜜无限。出生、满月、百日都只是他们成长的一个个小节点，谨以留念，生活仍在继续，等有朝一日宝宝们驰骋万里，再回首，依稀能见得我们昨日的点滴努力。

我的宝宝们，爸爸妈妈爱你们！

搁笔于2014年5月11日，母亲节。

写给妻子与孩子们

张力军

从妻子怀孕到这本书面世转眼已经过去两年多了，孩子们也两岁了，今天再来写这些，我的感受又有所不同了，成为父亲，体会到过去从未体会到的各种感受，让我的感情得到了升华，很多想法也随着孩子们的成长而发生改变。自从把两个小宝宝从北京协和医院新生儿监护室接回家，我就开始体会为人父母的酸甜苦辣：从他们咿咿呀呀、发出稚嫩的啼哭，到夜半起床给他们喂奶、午夜外出为他们求医，再到为他们挑选琳琅满目的玩具，等等。还有我们的父母，孩子们的爷爷奶奶、姥姥姥爷看到孙子和外孙子时那幸福快乐的眼神；以及每逢节日家中以孩子们为焦点的聚会等都构成了我们人生的天伦之乐。

我想对儿子们说：爸爸妈妈经过千辛万苦把你们迎接到这个世界上，你们是父母的选择，也是上天的选择，爸爸妈妈欢迎你们，也感谢你们，感谢你们的到来让"父亲节""母亲节"变得对我们有意义，让爷爷奶奶、姥姥姥爷返老还童，让爸爸妈妈的人生更加精彩！就像你们来到这个世界的历程不一般一样，爸爸妈妈也希望你们做不一般的

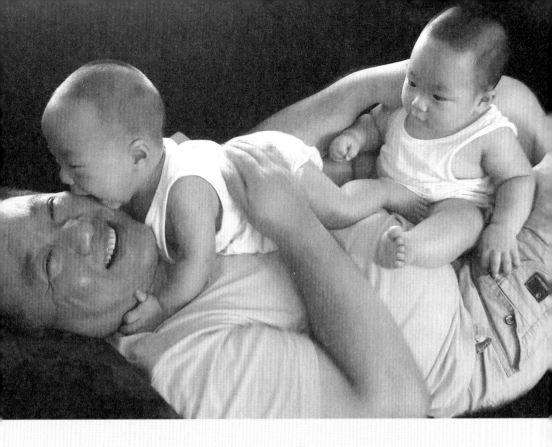

人，做对社会有用的人。妈妈想让你们做善良、诚信、果敢、坚强、聪明、懂得感恩的孩子，爸爸呢？肯定是望子成龙，爸爸会用心培育你们，让你们达到妈妈、爷爷奶奶和姥姥姥爷的期许。毫无疑问，作为爸爸，我要为你们做的还有很多。你们现在还小，我敢肯定等你们长大了，成家立业了，那时候再看这本书，你们就知道，老爸真的做到了！

　　我在这里还要对你们的妈妈、我的妻子说几句话：你们的妈妈是坚定、坚强、坚韧的"三坚"女人。在下决心做一件事情的时候，一旦决定，就很坚定；当她遇到痛苦的时候又会表现出超常的承受能力，非常坚强；特别是遭遇失败和困难的时候，她能够排除万难，百折不挠地坚持下来，这种韧劲，也是我印象非常深刻的。我的儿子们要是能继承妈妈的这"三坚"品格，我相信，你们会很成功！

这是硬派小生的形象，你们的妈妈还有温柔的一面噢，无论任何时候，你们一声啼哭，对她来讲就是号角。即使是在熟睡中，在深夜，在凌晨，她都会第一时间冲到你们面前，为你们排忧解难，遮风挡雨。这本书付梓出版的时候，你们还小，妈妈还要为你们做很多很多事情，但是，我今天就能负责任地告诉你们，你们有一位深爱你们的伟大的妈妈！

对于妻子，我感谢她所做的一切，她的付出，改变了我的人生，将几乎和我擦肩而过的"父亲"这个角色赋予了我，带给了我幸福快乐的天伦之乐，让我的人生从此完美，从此不同。我要说：我爱你！我们一起谱写的人生故事是多么丰富多彩啊！随着我们儿子的长大，我们会老去，但我会和你一起，在这甜蜜的故事中，"坐着摇椅，慢慢摇！"■

满满的爱献给我的宝贝！

First Photo Here ^0^~

宝宝名字：

身高：　　　　　cm　　体重：　　　　　kg　　　性别：

出生日期：

时间：

医院名称：

地址：

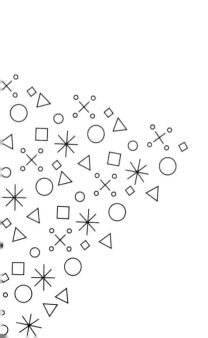

宝宝的第一枚小手印～

今日体温 ----------------------- 体重 ----------------------- 洗澡 ☐

肚脐怎样了？

酒精消毒？ ☐ 今天擦脐粉了吗？ ☐ 脐部愈合程度 1 2 3 4 5

婴儿脐带一般是在出生后5～10天就会自然脱落。脐带脱落后如脐窝潮湿，可用75%的酒精擦洗消毒后撒一些脐粉，消炎干燥。从而避免脐炎的发生。脐带脱落创面愈合后，保持干燥7～10天，洗澡时脐带区域即可以沾水了。

今天的呼吸频率测试：每分钟 -------------- 次

😊 ☐ 🙂 ☐ 😐 ☐ 🙁 ☐ 超60次？去检查吧 ☐

正常新生儿每分钟呼吸35～45次，由于新生儿呼吸中枢还不够健全，所以会出现呼吸节律不规则，有呼吸深浅交替或快慢不均的现象，入睡后更明显，这都是正常的。新生儿如果每分钟呼吸次数超过60次，则提示小儿可能患有肺炎，如果发现新生儿面色难看或发青紫，应及时找医生检查。由于新生儿以腹式呼吸为主，所以不要把小儿的腹部束缚得太紧，以免影响呼吸。

宝宝有没有出现黄疸？

⬤ ☐ ⬤ ☐ ⬤ ☐ ⬤ ☐

黄疸是宝宝在新生儿期最常见的症状，50%～80%的新生宝宝生后一周内（通常是生后2～3天）会出现生理性黄疸，以后自行消退。生理性黄疸不会对新生宝宝的身体造成影响，不需要特殊处理。但如果宝宝的黄疸在生后24小时就出现；或黄疸浓度太高，超过生理黄疸的水平；或黄疸浓度上升速度太快，那就是病理性黄疸信号。

今天的小屁屁是不是一如既往的干燥舒爽呢？

😊 ☐ 🙂 ☐ 😐 ☐ 🙁 ☐ 红臀？痱子粉！ ☐

新生儿红臀多发生在兜尿布的部位，这些部位因长时间接触潮湿的尿布，局部皮肤会起小的红色丘疹或发红、肿胀、脱皮、流水。所以，医学上将红臀称为"尿布皮疹"。既然红臀的产生是由湿尿布引起的，那么家长在护理新生儿红臀时，要格外注意尿布问题。

哺乳状况

吃饭时间	母乳	吃了多久	奶粉	奶量	是否吐奶
:	左 / 右	min	☐	cc	☐
:	左 / 右	min	☐	cc	☐
:	左 / 右	min	☐	cc	☐
:	左 / 右	min	☐	cc	☐
:	左 / 右	min	☐	cc	☐
:	左 / 右	min	☐	cc	☐
:	左 / 右	min	☐	cc	☐

排便情况

大便	大便颜色	小便	尿量
☐	----------------------------	☐	多 ☐ 中 ☐ 少 ☐
☐	----------------------------	☐	多 ☐ 中 ☐ 少 ☐
☐	----------------------------	☐	多 ☐ 中 ☐ 少 ☐
☐	----------------------------	☐	多 ☐ 中 ☐ 少 ☐
☐	----------------------------	☐	多 ☐ 中 ☐ 少 ☐
☐	----------------------------	☐	多 ☐ 中 ☐ 少 ☐

新生儿大便：新生宝宝每天大便次数不定。刚开始宝宝会将积存了9个月的胎便排出，但是必须要借着频繁的排便才能清除干净，所以排便次数会增多。一般需要延续2～3天，每天3～5次，浓重的墨绿色才会消失。

睡眠状况

开始时间	结束时间	地点
:	:	--------------------------------
:	:	--------------------------------
:	:	--------------------------------
:	:	--------------------------------
:	:	--------------------------------
:	:	--------------------------------
:	:	--------------------------------

宝宝情绪

哭闹时间	持续时间
:	:
:	:
:	:
:	:
:	:
:	:
:	:

妈妈日记

今天睡得怎样?

是否服用了药物?

今天吃得怎样?

今天心情如何?

宝宝生活记录：第　　周；第　　天

今日体温 ----------------------- 　体重 ---------------------- 　洗澡 ☐

肚脐怎样了？

酒精消毒？ ☐ 　　今天擦脐粉了吗？ ☐ 　　脐部愈合程度 [1|2|3|4|5]

今天的呼吸频率测试：每分钟 ---------- 次

☺ ☐ 　😐 ☐ 　😑 ☐ 　🙁 ☐ 　　超60次？去检查吧 ☐

宝宝有没有出现黄疸？

⬤ ☐ 　◯ ☐ 　◯ ☐ 　◯ ☐

今天的小屁屁是不是一如既往的干燥舒爽呢？

☺ ☐ 　😐 ☐ 　😑 ☐ 　🙁 ☐ 　　红臀？痱子粉！ ☐

Tips：

新生儿脐带如何护理？

新生儿出生后，脐带被剪断结扎，外部伤口愈合，形成向内凹陷的肚脐。脐带未脱落时，要保持脐部干燥，勤换尿布，防止尿液甚至粪便浸渍污染脐部。不要给新生儿洗盆浴，擦洗下身时，不要浸湿脐带包布。如果脐带包布湿了，应马上更换，避免感染。

哺乳状况

吃饭时间	母乳	吃了多久	奶粉	奶量	是否吐奶
:	左 / 右	min	☐	cc	☐
:	左 / 右	min	☐	cc	☐
:	左 / 右	min	☐	cc	☐
:	左 / 右	min	☐	cc	☐
:	左 / 右	min	☐	cc	☐
:	左 / 右	min	☐	cc	☐
:	左 / 右	min	☐	cc	☐

排便情况

大便	大便颜色	小便	尿量
☐	-------------------------------	☐	多 ☐ 中 ☐ 少 ☐
☐	-------------------------------	☐	多 ☐ 中 ☐ 少 ☐
☐	-------------------------------	☐	多 ☐ 中 ☐ 少 ☐
☐	-------------------------------	☐	多 ☐ 中 ☐ 少 ☐
☐	-------------------------------	☐	多 ☐ 中 ☐ 少 ☐
☐	-------------------------------	☐	多 ☐ 中 ☐ 少 ☐

睡眠状况 宝宝情绪

开始时间	结束时间	地点	哭闹时间	持续时间
:	:	--------------------------	:	:
:	:	--------------------------	:	:
:	:	--------------------------	:	:
:	:	--------------------------	:	:
:	:	--------------------------	:	:
:	:	--------------------------	:	:
:	:	--------------------------	:	:

妈妈日记

今天睡得怎样?

是否服用了药物?

今天吃得怎样?

今天心情如何?

9

今日体温 ------------------- 体重 ------------------ 洗澡 ☐

肚脐怎样了？

酒精消毒？ ☐　今天擦脐粉了吗？ ☐　脐部愈合程度 ⬚1 2 3 4 5

今天的呼吸频率测试：每分钟 ----------- 次

☺ ☐　🙂 ☐　😐 ☐　☹ ☐　超60次？去检查吧 ☐

宝宝有没有出现黄疸？

⬤ ☐　⬤ ☐　⬤ ☐　⬤ ☐

今天的小屁屁是不是一如既往的干燥舒爽呢？

☺ ☐　🙂 ☐　😐 ☐　☹ ☐　红臀？痱子粉！ ☐

Tips：

脐带脱落后怎么办？
脐带脱落后，局部会有潮湿或米汤样液体渗出，可用消毒棉花棒蘸75%酒精
擦净或先用2%碘酒擦，再用75%酒精涂在脐根部及其周围皮肤上，注意保持
脐部清洁干燥，避免污染。如果发现脐轮红肿，脐部有脓性分泌物并有臭味时
应及时去医院就诊。

哺乳状况

吃饭时间	母乳	吃了多久	奶粉	奶量	是否吐奶
:	左 / 右	min	☐	cc	☐
:	左 / 右	min	☐	cc	☐
:	左 / 右	min	☐	cc	☐
:	左 / 右	min	☐	cc	☐
:	左 / 右	min	☐	cc	☐
:	左 / 右	min	☐	cc	☐
:	左 / 右	min	☐	cc	☐

排便情况

大便	大便颜色	小便	尿量
☐	--------------------------	☐	多 ☐ 中 ☐ 少 ☐
☐	--------------------------	☐	多 ☐ 中 ☐ 少 ☐
☐	--------------------------	☐	多 ☐ 中 ☐ 少 ☐
☐	--------------------------	☐	多 ☐ 中 ☐ 少 ☐
☐	--------------------------	☐	多 ☐ 中 ☐ 少 ☐
☐	--------------------------	☐	多 ☐ 中 ☐ 少 ☐

睡眠状况			宝宝情绪	
开始时间	结束时间	地点	哭闹时间	持续时间
:	:	--------------------------	:	:
:	:	--------------------------	:	:
:	:	--------------------------	:	:
:	:	--------------------------	:	:
:	:	--------------------------	:	:
:	:	--------------------------	:	:
:	:	--------------------------	:	:

妈妈日记

今天睡得怎样?

是否服用了药物?

今天吃得怎样?

今天心情如何?

今日体温 ------------------- 　　体重 ------------------- 　　洗澡 ☐

肚脐怎样了？

酒精消毒？ ☐ 　　今天擦脐粉了吗？ ☐ 　　脐部愈合程度 [1 | 2 | 3 | 4 | 5]

今天的呼吸频率测试：每分钟 ----------- 次

☺ ☐ 　 😐 ☐ 　 😑 ☐ 　 😞 ☐ 　　超60次？去检查吧 ☐

宝宝有没有出现黄疸？

● ☐ 　 ● ☐ 　 ● ☐ 　 ● ☐

今天的小屁屁是不是一如既往的干燥舒爽呢？

☺ ☐ 　 😊 ☐ 　 😐 ☐ 　 😞 ☐ 　　红臀？痱子粉！ ☐

Tips：

宝宝鼻尖长了疹子怎么办？

新生儿出生后几天在前额面颊、鼻尖等处出现较多的针头样黄白色小颗粒，叫"粟粒疹"。这是皮脂腺堆积所致。一般会在出生后数周脱皮后自然消失，不要挑破，以防感染。

哺乳状况

吃饭时间	母乳	吃了多久	奶粉	奶量	是否吐奶
：	左 / 右	min	☐	cc	☐
：	左 / 右	min	☐	cc	☐
：	左 / 右	min	☐	cc	☐
：	左 / 右	min	☐	cc	☐
：	左 / 右	min	☐	cc	☐
：	左 / 右	min	☐	cc	☐
：	左 / 右	min	☐	cc	☐

排便情况

大便	大便颜色	小便	尿量
☐	-------------------------------	☐	多 ☐ 中 ☐ 少 ☐
☐	-------------------------------	☐	多 ☐ 中 ☐ 少 ☐
☐	-------------------------------	☐	多 ☐ 中 ☐ 少 ☐
☐	-------------------------------	☐	多 ☐ 中 ☐ 少 ☐
☐	-------------------------------	☐	多 ☐ 中 ☐ 少 ☐
☐	-------------------------------	☐	多 ☐ 中 ☐ 少 ☐

睡眠状况			宝宝情绪	
开始时间	结束时间	地点	哭闹时间	持续时间
:	:	-------------------------------	:	:
:	:	-------------------------------	:	:
:	:	-------------------------------	:	:
:	:	-------------------------------	:	:
:	:	-------------------------------	:	:
:	:	-------------------------------	:	:
:	:	-------------------------------	:	:

妈妈日记

今天睡得怎样?

是否服用了药物?

今天吃得怎样?

今天心情如何?

今日体温 ------------------ 体重 ------------------ 洗澡 □

肚脐怎样了？

酒精消毒？ □ 今天擦脐粉了吗？ □ 脐部愈合程度 [1 2 3 4 5]

今天的呼吸频率测试：每分钟 ------------ 次

☺ □　　☺ □　　☹ □　　☹ □　　超60次？去检查吧 □

宝宝有没有出现黄疸？

● □　　● □　　● □　　● □

今天的小屁屁是不是一如既往的干燥舒爽呢？

☺ □　　☺ □　　☹ □　　☹ □　　红臀？痱子粉！ □

Tips：

宝宝红屁屁怎么办？

红屁屁大多是尿布疹，这是新生儿最常见的皮肤问题，是婴儿臀部的一种炎症。尿布疹常常发生在湿尿布覆盖区，患处皮肤有红色斑点状疹子，可伴有渗出液及糜烂。预防尿布疹首先尿布要勤换，一定要为宝宝选用适当的布尿布或高质量的纸尿裤。其次便后勤清洗，再给婴儿小屁屁擦上一层薄薄的润肤油。要彻底把尿布清洗干净，洗净的尿布一定要晒干。

哺乳状况

吃饭时间	母乳	吃了多久	奶粉	奶量	是否吐奶
:	左 / 右	min	☐	cc	☐
:	左 / 右	min	☐	cc	☐
:	左 / 右	min	☐	cc	☐
:	左 / 右	min	☐	cc	☐
:	左 / 右	min	☐	cc	☐
:	左 / 右	min	☐	cc	☐
:	左 / 右	min	☐	cc	☐

排便情况

大便	大便颜色	小便	尿量
☐	----------------------------	☐	多 ☐ 中 ☐ 少 ☐
☐	----------------------------	☐	多 ☐ 中 ☐ 少 ☐
☐	----------------------------	☐	多 ☐ 中 ☐ 少 ☐
☐	----------------------------	☐	多 ☐ 中 ☐ 少 ☐
☐	----------------------------	☐	多 ☐ 中 ☐ 少 ☐
☐	----------------------------	☐	多 ☐ 中 ☐ 少 ☐

睡眠状况　　　　　　　　　　　　　　　　　宝宝情绪

开始时间	结束时间	地点	哭闹时间	持续时间
：	：	-------------------------------	：	：
：	：	-------------------------------	：	：
：	：	-------------------------------	：	：
：	：	-------------------------------	：	：
：	：	-------------------------------	：	：
：	：	-------------------------------	：	：
：	：	-------------------------------	：	：

妈妈日记

今天睡得怎样？

是否服用了药物？

今天吃得怎样？

今天心情如何？

宝宝生活记录：第　　周；第　　天

今日体温 .... 体重 .... 洗澡 ☐

肚脐怎样了？

酒精消毒？ ☐ 今天擦脐粉了吗？ ☐ 脐部愈合程度 ☐ ☐ 3 4 5

今天的呼吸频率测试：每分钟 .... 次

😊 ☐ 😐 ☐ 😑 ☐ 😟 ☐ 超60次？去检查吧 ☐

宝宝有没有出现黄疸？

⬤ ☐ ⬤ ☐ ⬤ ☐ ⬤ ☐

今天的小屁屁是不是一如既往的干燥舒爽呢？

😊 ☐ 😐 ☐ 😑 ☐ 😟 ☐ 红臀？痱子粉！ ☐

Tips：

宝贝眼屎多是怎么一回事？

宝贝如果眼屎多，结膜充血，妈妈可以用脱脂棉蘸上温开水清洁宝贝的双眼，
每天两次，由内眼角到外眼角，轻轻地揩拭，并且每只眼睛各用一块脱脂棉。
新生儿出生两天后，如果睡醒后眼睫毛粘在一起，或者内侧眼角有脓液，抑或
出现鼻泪管堵塞或泪囊炎，要尽快去看医生。

哺乳状况

吃饭时间	母乳	吃了多久	奶粉	奶量	是否吐奶
：	左 / 右	min	☐	cc	☐
：	左 / 右	min	☐	cc	☐
：	左 / 右	min	☐	cc	☐
：	左 / 右	min	☐	cc	☐
：	左 / 右	min	☐	cc	☐
：	左 / 右	min	☐	cc	☐
：	左 / 右	min	☐	cc	☐

排便情况

大便	大便颜色	小便	尿量
☐	-----------------------	☐	多 ☐ 中 ☐ 少 ☐
☐	-----------------------	☐	多 ☐ 中 ☐ 少 ☐
☐	-----------------------	☐	多 ☐ 中 ☐ 少 ☐
☐	-----------------------	☐	多 ☐ 中 ☐ 少 ☐
☐	-----------------------	☐	多 ☐ 中 ☐ 少 ☐
☐	-----------------------	☐	多 ☐ 中 ☐ 少 ☐

睡眠状况   宝宝情绪

开始时间	结束时间	地点	哭闹时间	持续时间
:	:	--------------------------------	:	:
:	:	--------------------------------	:	:
:	:	--------------------------------	:	:
:	:	--------------------------------	:	:
:	:	--------------------------------	:	:
:	:	--------------------------------	:	:
:	:	--------------------------------	:	:

妈妈日记

今天睡得怎样?   是否服用了药物?

今天吃得怎样?   今天心情如何?

今日体温 -------------------- 体重 -------------------- 洗澡 ☐

肚脐怎样了?

酒精消毒? ☐　　今天擦脐粉了吗? ☐　　脐部愈合程度 | 1 | 2 | 3 | 4 | 5 |

今天的呼吸频率测试：每分钟 ------------ 次

☺ ☐　　☺ ☐　　☺ ☐　　☹ ☐　　超60次? 去检查吧 ☐

宝宝有没有出现黄疸?

● ☐　　● ☐　　● ☐　　● ☐

今天的小屁屁是不是一如既往的干燥舒爽呢?

☺ ☐　　☺ ☐　　☹ ☐　　☹ ☐　　红臀? 痱子粉! ☐

Tips：

宝贝皮肤为何变黄?

正常新生儿在出生后两到三天皮肤开始发黄，到出生第七天发黄最明显，这叫新生儿生理性黄疸。一般很轻微，七天后开始减轻，大约在两周左右黄色基本消退，没有什么不适表现，不需要治疗，喂葡萄糖水即可。

哺乳状况

吃饭时间	母乳	吃了多久	奶粉	奶量	是否吐奶
:	左 / 右	min	☐	cc	☐
:	左 / 右	min	☐	cc	☐
:	左 / 右	min	☐	cc	☐
:	左 / 右	min	☐	cc	☐
:	左 / 右	min	☐	cc	☐
:	左 / 右	min	☐	cc	☐
:	左 / 右	min	☐	cc	☐

排便情况

大便	大便颜色	小便	尿量
☐	--------------------------------	☐	多 ☐ 中 ☐ 少 ☐
☐	--------------------------------	☐	多 ☐ 中 ☐ 少 ☐
☐	--------------------------------	☐	多 ☐ 中 ☐ 少 ☐
☐	--------------------------------	☐	多 ☐ 中 ☐ 少 ☐
☐	--------------------------------	☐	多 ☐ 中 ☐ 少 ☐
☐	--------------------------------	☐	多 ☐ 中 ☐ 少 ☐

睡眠状况 宝宝情绪

开始时间	结束时间	地点	哭闹时间	持续时间
:	:	--------------------------	:	:
:	:	--------------------------	:	:
:	:	--------------------------	:	:
:	:	--------------------------	:	:
:	:	--------------------------	:	:
:	:	--------------------------	:	:
:	:	--------------------------	:	:

妈妈日记

今天睡得怎样？

是否服用了药物？

今天吃得怎样？

今天心情如何？

24

宝宝生活记录：第　　周；第　　天

今日体温 ------------------------- 体重 ------------------- 洗澡 ☐

肚脐怎样了？

酒精消毒？ ☐　　　今天擦脐粉了吗？ ☐　　　脐部愈合程度 ☐ 3 4 5

今天的呼吸频率测试：每分钟 ------------ 次

☺ ☐　　☺ ☐　　☹ ☐　　☹ ☐　　超60次？去检查吧 ☐

宝宝有没有出现黄疸？

⬤ ☐　　⬤ ☐　　⬤ ☐　　⬤ ☐

今天的小屁屁是不是一如既往的干燥舒爽呢？

☺ ☐　　☺ ☐　　☹ ☐　　☹ ☐　　红臀？痱子粉！ ☐

Tips：

芥末色大便正常吗？

许多宝宝排出的大便是绿色的，颜色有些像芥末，这种现象不是宝宝有病，而是正常的生理现象。如果小婴儿5天体重增加不到100克，就要加配方奶，加了配方奶后，一般可转为正常便。不管是喂母乳还是牛奶，只要婴儿体重增加，精神良好，即使大便发绿，也不用担心。

哺乳状况

吃饭时间	母乳	吃了多久	奶粉	奶量	是否吐奶
：	左 / 右	min	☐	cc	☐
：	左 / 右	min	☐	cc	☐
：	左 / 右	min	☐	cc	☐
：	左 / 右	min	☐	cc	☐
：	左 / 右	min	☐	cc	☐
：	左 / 右	min	☐	cc	☐
：	左 / 右	min	☐	cc	☐

排便情况

大便	大便颜色	小便	尿量
☐	--------------------------------	☐	多 ☐ 中 ☐ 少 ☐
☐	--------------------------------	☐	多 ☐ 中 ☐ 少 ☐
☐	--------------------------------	☐	多 ☐ 中 ☐ 少 ☐
☐	--------------------------------	☐	多 ☐ 中 ☐ 少 ☐
☐	--------------------------------	☐	多 ☐ 中 ☐ 少 ☐
☐	--------------------------------	☐	多 ☐ 中 ☐ 少 ☐

睡眠状况			宝宝情绪	
开始时间	结束时间	地点	哭闹时间	持续时间
:	:	----------------------------	:	:
:	:	----------------------------	:	:
:	:	----------------------------	:	:
:	:	----------------------------	:	:
:	:	----------------------------	:	:
:	:	----------------------------	:	:
:	:	----------------------------	:	:

妈妈日记

今天睡得怎样?

是否服用了药物?

今天吃得怎样?

今天心情如何?

今日体温 ------------------ 体重 ------------------ 洗澡 ☐

肚脐怎样了？

酒精消毒？ ☐ 今天擦脐粉了吗？ ☐ 脐部愈合程度 1 2 3 4 5

今天的呼吸频率测试：每分钟 ------------ 次

😊 ☐ 🙂 ☐ 😐 ☐ 😣 ☐ 超60次？去检查吧 ☐

宝宝有没有出现黄疸？

⬤ ☐ ⬤ ☐ ⬤ ☐ ⬤ ☐

今天的小屁屁是不是一如既往的干燥舒爽呢？

😶 ☐ 🙂 ☐ 😐 ☐ 😣 ☐ 红臀？痱子粉！ ☐

Tips：

头皮胎垢可以抠掉吗？
刚出生的宝宝在头皮上有一层黄褐色、鱼鳞般的污垢。有的家长用力把它们抠掉，或用草药外敷，这些做法都很危险。正确的方法是用植物油或者婴儿油软化，胎垢渐渐会自然脱落。一般到6个月左右，宝宝的头皮就干净了。

哺乳状况

吃饭时间	母乳	吃了多久	奶粉	奶量	是否吐奶
：	左 / 右	min	☐	cc	☐
：	左 / 右	min	☐	cc	☐
：	左 / 右	min	☐	cc	☐
：	左 / 右	min	☐	cc	☐
：	左 / 右	min	☐	cc	☐
：	左 / 右	min	☐	cc	☐
：	左 / 右	min	☐	cc	☐

排便情况

大便	大便颜色	小便	尿量
☐	-----------------------------	☐	多 ☐ 中 ☐ 少 ☐
☐	-----------------------------	☐	多 ☐ 中 ☐ 少 ☐
☐	-----------------------------	☐	多 ☐ 中 ☐ 少 ☐
☐	-----------------------------	☐	多 ☐ 中 ☐ 少 ☐
☐	-----------------------------	☐	多 ☐ 中 ☐ 少 ☐
☐	-----------------------------	☐	多 ☐ 中 ☐ 少 ☐

睡眠状况　　　　　　　　　　　　　　　　**宝宝情绪**

开始时间	结束时间	地点	哭闹时间	持续时间
:	:	------------------------------	:	:
:	:	------------------------------	:	:
:	:	------------------------------	:	:
:	:	------------------------------	:	:
:	:	------------------------------	:	:
:	:	------------------------------	:	:
:	:	------------------------------	:	:

妈妈日记

今天睡得怎样？

是否服用了药物？

今天吃得怎样？

今天心情如何？

宝宝生活记录：第　　周；第　　天

今日体温 ------------------- 体重 ------------------- 洗澡 ☐

肚脐怎样了？

酒精消毒？ ☐　　今天擦脐粉了吗？ ☐　　脐部愈合程度 ☐ 3 4 5

今天的呼吸频率测试：每分钟 ------------ 次

☺ ☐　☺ ☐　☺ ☐　☺ ☐　　超60次？去检查吧 ☐

宝宝有没有出现黄疸？

● ☐　● ☐　● ☐　● ☐

今天的小屁屁是不是一如既往的干燥舒爽呢？

☺ ☐　☺ ☐　☺ ☐　☺ ☐　　红臀？痱子粉! ☐

Tips：

如何预防宝宝中耳炎？

给宝宝洗澡时，尽量避免洗澡水流进外耳道。如果不小心流进去，则可把宝宝
的头侧向一边，有利于水流出，然后用棉签轻轻地把水擦掉，但不要把棉签插
进外耳道。在感冒时也要小心宝宝是否有耳朵的不适，是否有分泌物流出或有
特殊异味。如果宝宝老是抓耳朵，要小心患中耳炎。

哺乳状况

吃饭时间	母乳	吃了多久	奶粉	奶量	是否吐奶
：	左 / 右	min	☐	cc	☐
：	左 / 右	min	☐	cc	☐
：	左 / 右	min	☐	cc	☐
：	左 / 右	min	☐	cc	☐
：	左 / 右	min	☐	cc	☐
：	左 / 右	min	☐	cc	☐
：	左 / 右	min	☐	cc	☐

排便情况

大便	大便颜色	小便	尿量
☐	--------------------------------	☐	多 ☐ 中 ☐ 少 ☐
☐	--------------------------------	☐	多 ☐ 中 ☐ 少 ☐
☐	--------------------------------	☐	多 ☐ 中 ☐ 少 ☐
☐	--------------------------------	☐	多 ☐ 中 ☐ 少 ☐
☐	--------------------------------	☐	多 ☐ 中 ☐ 少 ☐
☐	--------------------------------	☐	多 ☐ 中 ☐ 少 ☐

睡眠状况   宝宝情绪

开始时间	结束时间	地点	哭闹时间	持续时间
：	：	---------------------------------	：	：
：	：	---------------------------------		：
：	：	---------------------------------	：	：
	：	---------------------------------	：	：
：	：	---------------------------------	：	：
	：	---------------------------------		：
：	：	---------------------------------	：	：

妈妈日记

今天睡得怎样？   是否服用了药物？

今天吃得怎样？   今天心情如何？

今日体温 ------------------- 体重 ------------------- 洗澡 ☐

肚脐怎样了？

酒精消毒？ ☐ 今天擦脐粉了吗？ ☐ 脐部愈合程度 ☐1 ☐2 ☐3 ☐4 ☐5

今天的呼吸频率测试：每分钟 ------------ 次

😊 ☐　😐 ☐　😑 ☐　😣 ☐　超60次？去检查吧 ☐

宝宝有没有出现黄疸？

● ☐　● ☐　● ☐　● ☐

今天的小屁屁是不是一如既往的干燥舒爽呢？

😊 ☐　😐 ☐　😑 ☐　😣 ☐　红臀？痱子粉! ☐

Tips：

宝宝嘴里的白色分泌物是什么？
要保持宝宝口腔的清洁，尤其是进食后要适当喂些温开水，不要嘴里总有食物残渣。如果宝宝嘴里出现白色的分泌物，则可能是患了鹅口疮，需要用抗霉菌的药物和紫药水等抗霉菌。平时可适当给孩子补充维生素，以保持口腔黏膜的完整，防止口腔炎。

哺乳状况

吃饭时间	母乳	吃了多久	奶粉	奶量	是否吐奶
：	左 / 右	min	☐	cc	☐
：	左 / 右	min	☐	cc	☐
：	左 / 右	min	☐	cc	☐
：	左 / 右	min	☐	cc	☐
：	左 / 右	min	☐	cc	☐
：	左 / 右	min	☐	cc	☐
：	左 / 右	min	☐	cc	☐

排便情况

大便	大便颜色	小便	尿量
☐	--------------------------------	☐	多 ☐ 中 ☐ 少 ☐
☐	--------------------------------	☐	多 ☐ 中 ☐ 少 ☐
☐	--------------------------------	☐	多 ☐ 中 ☐ 少 ☐
☐	--------------------------------	☐	多 ☐ 中 ☐ 少 ☐
☐	--------------------------------	☐	多 ☐ 中 ☐ 少 ☐
☐	--------------------------------	☐	多 ☐ 中 ☐ 少 ☐

睡眠状况   宝宝情绪

开始时间 结束时间   地点   哭闹时间   持续时间

  :   :   ------------------------------------   :   :

  :   :   ------------------------------------   :   :

  :   :   ------------------------------------   :   :

  :   :   ------------------------------------   :   :

  :   :   ------------------------------------   :   :

  :   :   ------------------------------------   :   :

  :   :   ------------------------------------   :   :

妈妈日记

今天睡得怎样?

是否服用了药物?

今天吃得怎样?

今天心情如何?

宝宝生活记录：第　　周；第　　天

今日体温 ------------------ 体重 ------------------ 洗澡 ☐

肚脐怎样了？

酒精消毒？ ☐　　今天擦脐粉了吗？ ☐　　脐部愈合程度 ☐ 2 3 4 5

今天的呼吸频率测试：每分钟 ----------- 次

☺ ☐　　☺ ☐　　☺ ☐　　☹ ☐　　超60次？去检查吧 ☐

宝宝有没有出现黄疸？

● ☐　　● ☐　　● ☐　　● ☐

今天的小屁屁是不是一如既往的干燥舒爽呢？

☺ ☐　　☺ ☐　　☺ ☐　　☹ ☐　　红臀？痱子粉! ☐

Tips：

什么是奶癣？

奶癣即婴儿湿疹，是婴儿期的常见问题，多在生后1～2月开始，1～2年内消失。表现为皮肤的小米粒大小红色丘疹、表面可有小白点。对轻度湿疹一般无须处理，注意保持皮肤清洁、干爽，避免搔抓、日晒等刺激，衣服应柔软、清洁、宽松。如果湿疹明显，就需要在医生指导下适当使用含皮质激素的软膏。

哺乳状况

吃饭时间	母乳	吃了多久	奶粉	奶量	是否吐奶
:	左 / 右	min	☐	cc	☐
:	左 / 右	min	☐	cc	☐
:	左 / 右	min	☐	cc	☐
:	左 / 右	min	☐	cc	☐
:	左 / 右	min	☐	cc	☐
:	左 / 右	min	☐	cc	☐
:	左 / 右	min	☐	cc	☐

排便情况

大便	大便颜色	小便	尿量
☐	----------------------------	☐	多 ☐ 中 ☐ 少 ☐
☐	----------------------------	☐	多 ☐ 中 ☐ 少 ☐
☐	----------------------------	☐	多 ☐ 中 ☐ 少 ☐
☐	----------------------------	☐	多 ☐ 中 ☐ 少 ☐
☐	----------------------------	☐	多 ☐ 中 ☐ 少 ☐
☐	----------------------------	☐	多 ☐ 中 ☐ 少 ☐

睡眠状况 宝宝情绪

开始时间	结束时间	地点	哭闹时间	持续时间
:	:	---------------------------------	:	:
:	:	---------------------------------	:	:
:	:	---------------------------------	:	:
:	:	---------------------------------	:	:
:	:	---------------------------------	:	:
:	:	---------------------------------	:	:
:	:	---------------------------------	:	:

妈妈日记

今天睡得怎样?

是否服用了药物?

今天吃得怎样?

今天心情如何?

今日体温 --------------------　体重 --------------------　洗澡 ☐

肚脐怎样了？

酒精消毒？ ☐　今天擦脐粉了吗？ ☐　脐部愈合程度 |1|2|3|4|5|

今天的呼吸频率测试：每分钟 -------------- 次

🙂 ☐　🙂 ☐　😐 ☐　😣 ☐　超60次？去检查吧 ☐

宝宝有没有出现黄疸？

⬤ ☐　◯ ☐　◯ ☐　◯ ☐

今天的小屁屁是不是一如既往的干燥舒爽呢？

🙂 ☐　🙂 ☐　😐 ☐　😣 ☐　红臀？痱子粉！ ☐

Tips：

如何帮宝宝与便秘作斗争？

新生儿每天应该有4～5次大便，但新生儿如吃母乳或特别配制的奶粉，可能
次数会略少。如果没有大便，或次数忽然减少很多，同时，大便变得很硬，排
便情况时困难，以致婴儿哭啼，证明宝宝便秘。这时不妨先给些果汁或者把奶
调得稀些，如果便秘情况不改，应该带婴儿去看医生。

哺乳状况

吃饭时间	母乳	吃了多久	奶粉	奶量	是否吐奶
：	左 / 右	min	☐	cc	☐
：	左 / 右	min	☐	cc	☐
：	左 / 右	min	☐	cc	☐
：	左 / 右	min	☐	cc	☐
：	左 / 右	min	☐	cc	☐
：	左 / 右	min	☐	cc	☐
：	左 / 右	min	☐	cc	☐

排便情况

大便	大便颜色	小便	尿量
☐	--------------------------	☐	多 ☐ 中 ☐ 少 ☐
☐	--------------------------	☐	多 ☐ 中 ☐ 少 ☐
☐	--------------------------	☐	多 ☐ 中 ☐ 少 ☐
☐	--------------------------	☐	多 ☐ 中 ☐ 少 ☐
☐	--------------------------	☐	多 ☐ 中 ☐ 少 ☐
☐	--------------------------	☐	多 ☐ 中 ☐ 少 ☐

睡眠状况 宝宝情绪

开始时间	结束时间	地点	哭闹时间	持续时间
:	:	--------------------------------	:	:
:	:	--------------------------------	:	:
:	:	--------------------------------	:	:
:	:	--------------------------------	:	:
:	:	--------------------------------	:	:
:	:	--------------------------------	:	:
:	:	--------------------------------	:	:

妈妈日记

今天睡得怎样?

是否服用了药物?

今天吃得怎样?

今天心情如何?

宝宝生活记录：第　　周；第　　天

今日体温 ------------------- 　体重 ------------------- 　洗澡 ☐

肚脐怎样了？

酒精消毒？ ☐ 　　今天擦脐粉了吗？ ☐ 　　脐部愈合程度 ☐ 3 4 5

今天的呼吸频率测试：每分钟 ------------ 次

🙂 ☐ 　😐 ☐ 　😑 ☐ 　🙁 ☐ 　　超60次？去检查吧 ☐

宝宝有没有出现黄疸？

● ☐ 　● ☐ 　○ ☐ 　○ ☐

今天的小屁屁是不是一如既往的干燥舒爽呢？

🙂 ☐ 　😐 ☐ 　😑 ☐ 　🙁 ☐ 　　红臀？痱子粉！ ☐

Tips：

宝宝吐奶是怎么回事？

新生儿吃完奶后，常常会吐出一些奶，他并不是生病，只是在吸奶时连带吸入了空气，在吃完奶后把空气吐出来，使得奶也跟着吐出。因此在喂奶时不要让宝宝吸奶吸得太快，而且在吃奶中途让宝宝休息一会儿，有机会排出胃内的空气。当他吃完奶后，将他竖着抱起，让他把头伏在你的肩上一会儿，轻轻由下向上抚扫他的背部，使空气排出。

哺乳状况

吃饭时间	母乳	吃了多久	奶粉	奶量	是否吐奶
:	左 / 右	min	☐	cc	☐
:	左 / 右	min	☐	cc	☐
:	左 / 右	min	☐	cc	☐
:	左 / 右	min	☐	cc	☐
:	左 / 右	min	☐	cc	☐
:	左 / 右	min	☐	cc	☐
:	左 / 右	min	☐	cc	☐

排便情况

大便	大便颜色	小便	尿量
☐	--------------------------------	☐	多 ☐ 中 ☐ 少 ☐
☐	--------------------------------	☐	多 ☐ 中 ☐ 少 ☐
☐	--------------------------------	☐	多 ☐ 中 ☐ 少 ☐
☐	--------------------------------	☐	多 ☐ 中 ☐ 少 ☐
☐	--------------------------------	☐	多 ☐ 中 ☐ 少 ☐
☐	--------------------------------	☐	多 ☐ 中 ☐ 少 ☐

睡眠状况 宝宝情绪

开始时间	结束时间	地点	哭闹时间	持续时间
:	:	-------------------------------	:	:
:	:	-------------------------------	:	:
:	:	-------------------------------	:	:
:	:	-------------------------------	:	:
:	:	-------------------------------	:	
:	:	-------------------------------	:	:
:	:	-------------------------------	:	:

妈妈日记

今天睡得怎样? 是否服用了药物?

今天吃得怎样? 今天心情如何?

宝宝生活记录：第　　周；第　　天

今日体温 ----------------- 体重 ----------------- 洗澡 ☐

肚脐怎样了？

酒精消毒？ ☐　　　今天擦脐粉了吗？ ☐　　　脐部愈合程度 1 2 3 4 5

今天的呼吸频率测试：每分钟 ----------- 次

☺ ☐　　😐 ☐　　😐 ☐　　☹ ☐　　超60次？去检查吧 ☐

宝宝有没有出现黄疸？

● ☐　　◉ ☐　　◎ ☐　　○ ☐

今天的小屁屁是不是一如既往的干燥舒爽呢？

☺ ☐　　😐 ☐　　😐 ☐　　☹ ☐　　红臀？痱子粉! ☐

Tips：

宝宝呕吐怎么办？

当婴儿吃得过量，可能将部分或全部的奶都吐出来，这是无碍的。如果发生呕吐现象，应立即停止喂奶。每天给他喂几次少量的温开水。若呕吐不止，就该去看医生。

哺乳状况

吃饭时间	母乳	吃了多久	奶粉	奶量	是否吐奶
:	左 / 右	min	☐	cc	☐
:	左 / 右	min	☐	cc	☐
:	左 / 右	min	☐	cc	☐
:	左 / 右	min	☐	cc	☐
:	左 / 右	min	☐	cc	☐
:	左 / 右	min	☐	cc	☐
:	左 / 右	min	☐	cc	☐

排便情况

大便	大便颜色	小便	尿量
☐	------------------------------	☐	多 ☐ 中 ☐ 少 ☐
☐	------------------------------	☐	多 ☐ 中 ☐ 少 ☐
☐	------------------------------	☐	多 ☐ 中 ☐ 少 ☐
☐	------------------------------	☐	多 ☐ 中 ☐ 少 ☐
☐	------------------------------	☐	多 ☐ 中 ☐ 少 ☐
☐	------------------------------	☐	多 ☐ 中 ☐ 少 ☐

睡眠状况

宝宝情绪

开始时间	结束时间	地点	哭闹时间	持续时间
:	:	----------------------------	:	:
:	:	----------------------------	:	:
:	:	----------------------------	:	:
:	:	----------------------------	:	:
:	:	----------------------------	:	:
:	:	----------------------------	:	:
:	:	----------------------------	:	:

妈妈日记

今天睡得怎样?

是否服用了药物?

今天吃得怎样?

今天心情如何?

宝宝生活记录：第　　周；第　　天

今日体温　------------------------　体重　------------------------　洗澡　☐

肚脐怎样了？

酒精消毒？　☐　　　今天擦脐粉了吗？　☐　　脐部愈合程度　| 2 | 3 | 4 | 5 |

今天的呼吸频率测试：每分钟 ------------ 次

☺ ☐　　🙂 ☐　　😐 ☐　　🙁 ☐　　超60次？去检查吧　☐

宝宝有没有出现黄疸？

● ☐　　● ☐　　● ☐　　● ☐

今天的小屁屁是不是一如既往的干燥舒爽呢？

☺ ☐　　🙂 ☐　　😐 ☐　　🙁 ☐　　红臀？痱子粉!　☐

Tips：

宝宝腹泻如何处理？

腹泻是新生儿常见疾病之一，如果宝宝大便次数忽然增多，而且稀黄和有臭味
证明宝宝患上了腹泻，需要及时看医生。在看医生之前，应让宝宝多喝流质（不是
食物），如温开水或粥水，因为婴儿已失去大量水分，这种情形很危险。

哺乳状况

吃饭时间	母乳	吃了多久	奶粉	奶量	是否吐奶
:	左 / 右	min	☐	cc	☐
:	左 / 右	min	☐	cc	☐
:	左 / 右	min	☐	cc	☐
:	左 / 右	min	☐	cc	☐
:	左 / 右	min	☐	cc	☐
:	左 / 右	min	☐	cc	☐
:	左 / 右	min	☐	cc	☐

排便情况

大便	大便颜色	小便	尿量
☐	-------------------	☐	多 ☐ 中 ☐ 少 ☐
☐	-------------------	☐	多 ☐ 中 ☐ 少 ☐
☐	-------------------	☐	多 ☐ 中 ☐ 少 ☐
☐	-------------------	☐	多 ☐ 中 ☐ 少 ☐
☐	-------------------	☐	多 ☐ 中 ☐ 少 ☐
☐	-------------------	☐	多 ☐ 中 ☐ 少 ☐

睡眠状况   宝宝情绪

开始时间	结束时间	地点	哭闹时间	持续时间
:	:	-----------------------------	:	:
	:	-----------------------------		:
:	:	-----------------------------	:	:
:	:	-----------------------------		:
:	:	-----------------------------		
	:	-----------------------------	:	:
:	:	-----------------------------	:	:

妈妈日记

今天睡得怎样?   是否服用了药物?

今天吃得怎样?   今天心情如何?

今日体温 ---------------------- 体重 ---------------------- 洗澡 ☐

肚脐怎样了？

酒精消毒？ ☐ 今天擦脐粉了吗？ ☐ 脐部愈合程度 1 2 3 4 5

今天的呼吸频率测试：每分钟 ------------ 次

😊 ☐ 🙂 ☐ 😐 ☐ 😟 ☐ 超60次？去检查吧 ☐

宝宝有没有出现黄疸？

⬤ ☐ ⬤ ☐ ⬤ ☐ ⬤ ☐

今天的小屁屁是不是一如既往的干燥舒爽呢？

😊 ☐ 🙂 ☐ 😐 ☐ 😞 ☐ 红臀？痱子粉！ ☐

Tips：

宝宝脱皮是正常的吗？

几乎所有的新生儿都会有脱皮的现象，只要宝宝饮食、睡眠都没问题就是正常现象。脱皮是因为新生儿皮肤最上层的角质层发育不完全，容易脱落。而且，新生儿连接表皮和真皮的基底膜尚不发达，使表皮和真皮的连接不够紧密，也会造成表皮脱落的机会增多。若脱皮合并红肿或水泡等，则可能为病征，需要就医。

哺乳状况

吃饭时间	母乳	吃了多久	奶粉	奶量	是否吐奶
：	左 / 右	min	☐	cc	☐
：	左 / 右	min	☐	cc	☐
：	左 / 右	min	☐	cc	☐
：	左 / 右	min	☐	cc	☐
：	左 / 右	min	☐	cc	☐
：	左 / 右	min	☐	cc	☐
：	左 / 右	min	☐	cc	☐

排便情况

大便	大便颜色	小便	尿量
☐	------------------------------	☐	多 ☐ 中 ☐ 少 ☐
☐	------------------------------	☐	多 ☐ 中 ☐ 少 ☐
☐	------------------------------	☐	多 ☐ 中 ☐ 少 ☐
☐	------------------------------	☐	多 ☐ 中 ☐ 少 ☐
☐	------------------------------	☐	多 ☐ 中 ☐ 少 ☐
☐	------------------------------	☐	多 ☐ 中 ☐ 少 ☐

睡眠状况			宝宝情绪	
开始时间	结束时间	地点	哭闹时间	持续时间
:	:	--------------------------	:	:
:	:	--------------------------	:	:
:	:	--------------------------	:	:
:	:	--------------------------	:	:
:	:	--------------------------	:	:
:	:	--------------------------	:	:
:	:	--------------------------	:	:

妈妈日记

今天睡得怎样?

是否服用了药物?

今天吃得怎样?

今天心情如何?

宝宝生活记录：第   周；第   天

今日体温 ------------------- 体重 ------------------- 洗澡 ☐

肚脐怎样了？

酒精消毒？ ☐   今天擦脐粉了吗？ ☐   脐部愈合程度 ☐ 3 4 5

今天的呼吸频率测试：每分钟 ------------ 次

🙂 ☐   😐 ☐   😑 ☐   🙁 ☐   超60次？去检查吧 ☐

宝宝有没有出现黄疸？

⬤ ☐   ⬤ ☐   ⬤ ☐   ☐

今天的小屁屁是不是一如既往的干燥舒爽呢？

🙂 ☐   😟 ☐   😐 ☐   🙁 ☐   红臀？痱子粉！ ☐

Tips：

宝宝体重为什么会减轻？

由于宝宝出生后最初几天进食较少，同时有不显性失水和大小便排出，故在生后的2~4天内体重有所下降，较刚出生时减轻体重约6%~9%，称之为生理性体重下降。随着供奶量的增多，进食增加，约在生后10天左右恢复正常，进入快速生长阶段。

哺乳状况

吃饭时间	母乳	吃了多久	奶粉	奶量	是否吐奶
：	左 / 右	min	☐	cc	☐
：	左 / 右	min	☐	cc	☐
：	左 / 右	min	☐	cc	☐
：	左 / 右	min	☐	cc	☐
：	左 / 右	min	☐	cc	☐
：	左 / 右	min	☐	cc	☐
：	左 / 右	min	☐	cc	☐

排便情况

大便	大便颜色	小便	尿量
☐	-----------------------------	☐	多 ☐ 中 ☐ 少 ☐
☐	-----------------------------	☐	多 ☐ 中 ☐ 少 ☐
☐	-----------------------------	☐	多 ☐ 中 ☐ 少 ☐
☐	-----------------------------	☐	多 ☐ 中 ☐ 少 ☐
☐	-----------------------------	☐	多 ☐ 中 ☐ 少 ☐
☐	-----------------------------	☐	多 ☐ 中 ☐ 少 ☐

睡眠状况   宝宝情绪

开始时间   结束时间   地点   哭闹时间   持续时间

  :   :   -------------------------   :   :

  :   :   -------------------------   :   :

  :   :   -------------------------   :   :

  :   :   -------------------------   :   :

  :   :   -------------------------   :   :

  :   :   -------------------------   :   :

  :   :   -------------------------   :   :

妈妈日记

今天睡得怎样?   是否服用了药物?

今天吃得怎样?   今天心情如何?

今日体温 ------------------- 体重 ------------------- 洗澡 ☐

肚脐怎样了？

酒精消毒？ ☐　今天擦脐粉了吗？ ☐　　脐部愈合程度 | 1 | 2 | 3 | 4 | 5 |

今天的呼吸频率测试：每分钟 ------------ 次

☺ ☐　　☺ ☐　　☺ ☐　　☺ ☐　　超60次？去检查吧 ☐

宝宝有没有出现黄疸？

● ☐　　● ☐　　● ☐　　● ☐

今天的小屁屁是不是一如既往的干燥舒爽呢？

☺ ☐　　☺ ☐　　☺ ☐　　☺ ☐　　红臀？痱子粉！ ☐

Tips：

宝宝短暂的窒息别担心！

新生儿呼吸的唯一通道是鼻子，虽然较高位置的喉头保证了吸奶时不会意外呛着，但也造成了他无法用嘴呼吸的生理特点。此外，由于宝宝的肺部还没有发育成熟，有时会有10秒钟左右的"窒息"。家长无须太过紧张，宝宝6个月后便会正常起来。

哺乳状况

吃饭时间	母乳	吃了多久	奶粉	奶量	是否吐奶
:	左 / 右	min	☐	cc	☐
:	左 / 右	min	☐	cc	☐
:	左 / 右	min	☐	cc	☐
:	左 / 右	min	☐	cc	☐
:	左 / 右	min	☐	cc	☐
:	左 / 右	min	☐	cc	☐
:	左 / 右	min	☐	cc	☐

排便情况

大便	大便颜色	小便	尿量
☐	--------------------------	☐	多 ☐ 中 ☐ 少 ☐
☐	--------------------------	☐	多 ☐ 中 ☐ 少 ☐
☐	--------------------------	☐	多 ☐ 中 ☐ 少 ☐
☐	--------------------------	☐	多 ☐ 中 ☐ 少 ☐
☐	--------------------------	☐	多 ☐ 中 ☐ 少 ☐
☐	--------------------------	☐	多 ☐ 中 ☐ 少 ☐

睡眠状况 宝宝情绪

开始时间	结束时间	地点	哭闹时间	持续时间
：	：	--------------------------------	：	：
：	：	--------------------------------	：	：
：	：	--------------------------------	：	：
：	：	--------------------------------	：	：
：	：	--------------------------------	：	：
：	：	--------------------------------	：	：
：	：	--------------------------------	：	：

妈妈日记

今天睡得怎样？

是否服用了药物？

今天吃得怎样？

今天心情如何？

宝宝生活记录：第　　周；第　　天

今日体温 ………………… 体重 ………………… 洗澡 ☐

肚脐怎样了？

酒精消毒？ ☐　　今天擦脐粉了吗？ ☐　　脐部愈合程度 ☐ 3 4 5

今天的呼吸频率测试：每分钟 ………… 次

😊 ☐　　😐 ☐　　😑 ☐　　🙁 ☐　　超60次？去检查吧 ☐

宝宝有没有出现黄疸？

⬤ ☐　　⬤ ☐　　⬤ ☐　　⬤ ☐

今天的小屁屁是不是一如既往的干燥舒爽呢？

😊 ☐　　😐 ☐　　😑 ☐　　🙁 ☐　　红臀？痱子粉！ ☐

Tips：

宝宝打喷嚏是感冒了？

新生儿偶尔打喷嚏并不是感冒的现象，因为新生儿鼻腔血液的运行较旺盛，鼻腔小且短，若有外界的微小物质如棉絮、绒毛或尘埃等进入便会刺激鼻黏膜引起打喷嚏，这也可以说是宝宝代替用手自行清理鼻腔的一种方式。宝宝突然遇到冷空气也会打喷嚏。除非宝宝已经流鼻水了，否则家长可以不用担心，也不要动辄让宝宝服用感冒药。

哺乳状况

吃饭时间	母乳	吃了多久	奶粉	奶量	是否吐奶
：	左 / 右	min	☐	cc	☐
：	左 / 右	min	☐	cc	☐
：	左 / 右	min	☐	cc	☐
：	左 / 右	min	☐	cc	☐
：	左 / 右	min	☐	cc	☐
：	左 / 右	min	☐	cc	☐
：	左 / 右	min	☐	cc	☐

排便情况

大便	大便颜色	小便	尿量
☐	-----------------------------	☐	多 ☐ 中 ☐ 少 ☐
☐	-----------------------------	☐	多 ☐ 中 ☐ 少 ☐
☐	-----------------------------	☐	多 ☐ 中 ☐ 少 ☐
☐	-----------------------------	☐	多 ☐ 中 ☐ 少 ☐
☐	-----------------------------	☐	多 ☐ 中 ☐ 少 ☐
☐	-----------------------------	☐	多 ☐ 中 ☐ 少 ☐

睡眠状况　　　　　　　　　　　　　　　宝宝情绪

开始时间	结束时间	地点	哭闹时间	持续时间
:	:	---------------------------	:	:
:	:	---------------------------	:	:
:	:	---------------------------	:	:
:	:	---------------------------	:	:
:	:	---------------------------	:	:
:	:	---------------------------	:	:
:	:	---------------------------	:	:

妈妈日记

今天睡得怎样?　　　　　　　　　　是否服用了药物?

今天吃得怎样?　　　　　　　　　　今天心情如何?

今日体温 ----------------------- 　体重 ---------------------- 　洗澡 ☐

肚脐怎样了？

酒精消毒？ ☐ 　今天擦脐粉了吗？ ☐ 　脐部愈合程度 1 2 3 4 5

今天的呼吸频率测试：每分钟 ------------- 次

☺ ☐ 　😐 ☐ 　😐 ☐ 　🙁 ☐ 　超60次？去检查吧 ☐

宝宝有没有出现黄疸？

⬤ ☐ 　⬤ ☐ 　⬤ ☐ 　⬤ ☐

今天的小屁屁是不是一如既往的干燥舒爽呢？

☺ ☐ 　😐 ☐ 　😐 ☐ 　🙁 ☐ 　红臀？痱子粉！ ☐

Tips：

宝宝大肚子是腹胀吗？

新生儿肚子大，是因为腹肌发育不完善，腹壁比较松弛而受胃肠空盈的影响所造成的。新妈妈常常把宝贝的腹部膨隆误认为是腹胀，其实这是正常现象。随着婴儿月龄的增长和腹肌逐渐发育，腹部会渐渐平坦。

哺乳状况

吃饭时间	母乳	吃了多久	奶粉	奶量	是否吐奶
：	左 / 右	min	☐	cc	☐
：	左 / 右	min	☐	cc	☐
：	左 / 右	min	☐	cc	☐
：	左 / 右	min	☐	cc	☐
：	左 / 右	min	☐	cc	☐
：	左 / 右	min	☐	cc	☐
：	左 / 右	min	☐	cc	☐

排便情况

大便	大便颜色	小便	尿量
☐	-----------------------------	☐	多 ☐ 中 ☐ 少 ☐
☐	-----------------------------	☐	多 ☐ 中 ☐ 少 ☐
☐	-----------------------------	☐	多 ☐ 中 ☐ 少 ☐
☐	-----------------------------	☐	多 ☐ 中 ☐ 少 ☐
☐	-----------------------------	☐	多 ☐ 中 ☐ 少 ☐
☐	-----------------------------	☐	多 ☐ 中 ☐ 少 ☐

睡眠状况   宝宝情绪

开始时间	结束时间	地点	哭闹时间	持续时间
:	:	-----------------------------	:	:
:	:	-----------------------------	:	:
:	:	-----------------------------	:	:
:	:	-----------------------------	:	:
:	:	-----------------------------	:	:
:	:	-----------------------------	:	:
:	:	-----------------------------	:	:

妈妈日记

今天睡得怎样?   是否服用了药物?

今天吃得怎样?   今天心情如何?

宝宝生活记录：第　　周；第　　天

今日体温 ------------------- 体重 ------------------- 洗澡 ☐

肚脐怎样了？

酒精消毒？ ☐ 今天擦脐粉了吗？ ☐ 脐部愈合程度 ☐ 3 4 5

今天的呼吸频率测试：每分钟 ----------- 次

☺ ☐ 　 ☐ 　 ☐ 　 ☐ 超60次？去检查吧 ☐

宝宝有没有出现黄疸？

● ☐ ● ☐ ● ☐ ● ☐

今天的小屁屁是不是一如既往的干燥舒爽呢？

☺ ☐ 　 ☐ 　 ☐ 　 ☐ 红臀？痱子粉！ ☐

Tips：

为何宝宝屁屁上有青斑？

新生儿后背、骶尾部、臀部常见大片灰蓝色或紫色胎生青痣，这是皮肤深层色素细胞堆积而成，不影响健康，一般在生后4～5年会自行消退，无须治疗。

哺乳状况

吃饭时间	母乳	吃了多久	奶粉	奶量	是否吐奶
：	左 / 右	min	☐	cc	☐
：	左 / 右	min	☐	cc	☐
：	左 / 右	min	☐	cc	☐
：	左 / 右	min	☐	cc	☐
：	左 / 右	min	☐	cc	☐
：	左 / 右	min	☐	cc	☐
：	左 / 右	min	☐	cc	☐

排便情况

大便	大便颜色	小便	尿量
☐	------------------------------	☐	多 ☐ 中 ☐ 少 ☐
☐	------------------------------	☐	多 ☐ 中 ☐ 少 ☐
☐	------------------------------	☐	多 ☐ 中 ☐ 少 ☐
☐	------------------------------	☐	多 ☐ 中 ☐ 少 ☐
☐	------------------------------	☐	多 ☐ 中 ☐ 少 ☐
☐	------------------------------	☐	多 ☐ 中 ☐ 少 ☐

睡眠状况　　　　　　　　　　　　　　　　　　宝宝情绪

开始时间	结束时间	地点	哭闹时间	持续时间
：	：	-----------------------------	：	：
：	：	-----------------------------	：	：
：	：	-----------------------------	：	：
：	：	-----------------------------	：	：
：	：	-----------------------------	：	：
：	：	-----------------------------	：	：
：	：	-----------------------------	：	：

妈妈日记

今天睡得怎样?　　　　　　　　　　　是否服用了药物?

今天吃得怎样?　　　　　　　　　　　今天心情如何?

今日体温 ------------------- 体重 ------------------- 洗澡 □

肚脐怎样了?

酒精消毒? □ 今天擦脐粉了吗? □ 脐部愈合程度 [1|2|3|4|5]

今天的呼吸频率测试：每分钟 ------------ 次

☺ □ ☺ □ ☹ □ ☹ □ 超60次? 去检查吧 □

宝宝有没有出现黄疸?

● □ ● □ ● □ ● □

今天的小屁屁是不是一如既往的干燥舒爽呢?

☺ □ ☺ □ ☹ □ ☹ □ 红臀? 痱子粉! □

Tips：

为什么宝宝吸气时喉部会发出声音?
宝宝出生后一周左右，吸气时，有时喉部会发出"哐哐"的声音。这是因为喉
部生来软弱，吸气时，喉头的一部分变形、狭窄而发出的声音。过一段时间，
软的部分逐渐变强时，这种声音就会自然消失。

哺乳状况

吃饭时间	母乳	吃了多久	奶粉	奶量	是否吐奶
:	左 / 右	min	☐	cc	☐
:	左 / 右	min	☐	cc	☐
:	左 / 右	min	☐	cc	☐
:	左 / 右	min	☐	cc	☐
:	左 / 右	min	☐	cc	☐
:	左 / 右	min	☐	cc	☐
:	左 / 右	min	☐	cc	☐

排便情况

大便	大便颜色	小便	尿量
☐	--------------------------------	☐	多 ☐ 中 ☐ 少 ☐
☐	--------------------------------	☐	多 ☐ 中 ☐ 少 ☐
☐	--------------------------------	☐	多 ☐ 中 ☐ 少 ☐
☐	--------------------------------	☐	多 ☐ 中 ☐ 少 ☐
☐	--------------------------------	☐	多 ☐ 中 ☐ 少 ☐
☐	--------------------------------	☐	多 ☐ 中 ☐ 少 ☐

睡眠状况 宝宝情绪

开始时间	结束时间	地点	哭闹时间	持续时间
：	：	-------------------------	：	：
：	：	-------------------------	：	：
：	：	-------------------------	：	：
：	：	-------------------------	：	：
：	：	-------------------------	：	：
：	：	-------------------------	：	：
：	：	-------------------------	：	：

妈妈日记

今天睡得怎样？

是否服用了药物？

今天吃得怎样？

今天心情如何？

今日体温 ----------------------　　体重 ----------------------　　洗澡 □

肚脐怎样了？

酒精消毒？ □　　　今天擦脐粉了吗？ □　　　脐部愈合程度 ▢ | 3 | 4 | 5

今天的呼吸频率测试：每分钟 ------------ 次

☺ □　　⊡ □　　☹ □　　☹ □　　超60次？去检查吧 □

宝宝有没有出现黄疸？

● □　　● □　　● □　　○ □

今天的小屁屁是不是一如既往的干燥舒爽呢？

☺ □　　☹ □　　☹ □　　☹ □　　红臀？痱子粉！ □

Tips：

宝宝头形不正怎么办？

宝宝从出生到一个月左右是头部生长最快的时期，而头骨在这时候的生长速度并不完全是左右对称的，不完全是因为外力压迫，内部力量也起了很大的作用。爸爸妈妈们对宝宝头部的形状不要太过担心，基本上每一个宝宝都会出现头部偏斜的情况，一般在周岁过后这种偏斜就会变得不明显。

哺乳状况

吃饭时间	母乳	吃了多久	奶粉	奶量	是否吐奶
：	左 / 右	min	☐	cc	☐
：	左 / 右	min	☐	cc	☐
：	左 / 右	min	☐	cc	☐
：	左 / 右	min	☐	cc	☐
：	左 / 右	min	☐	cc	☐
：	左 / 右	min	☐	cc	☐
：	左 / 右	min	☐	cc	☐

排便情况

大便	大便颜色	小便	尿量
☐	--------------------------------	☐	多 ☐ 中 ☐ 少 ☐
☐	--------------------------------	☐	多 ☐ 中 ☐ 少 ☐
☐	--------------------------------	☐	多 ☐ 中 ☐ 少 ☐
☐	--------------------------------	☐	多 ☐ 中 ☐ 少 ☐
☐	--------------------------------	☐	多 ☐ 中 ☐ 少 ☐
☐	--------------------------------	☐	多 ☐ 中 ☐ 少 ☐

睡眠状况 宝宝情绪

开始时间	结束时间	地点	哭闹时间	持续时间
：	：	------------------------	：	：
：	：	------------------------	：	：
：	：	------------------------	：	：
：	：	------------------------	：	：
：	：	------------------------	：	：
：	：	------------------------	：	：
：	：	------------------------	：	：

妈妈日记

今天睡得怎样？

是否服用了药物？

今天吃得怎样？

今天心情如何？

今日体温 -------------------- 　体重 -------------------- 　洗澡 ☐

肚脐怎样了？

酒精消毒？ ☐ 　　今天擦脐粉了吗？ ☐ 　　脐部愈合程度 | 1 | 2 | 3 | 4 | 5 |

今天的呼吸频率测试：每分钟 ------------ 次

😊 ☐ 　　😐 ☐ 　　😑 ☐ 　　☹ ☐ 　　超60次？去检查吧 ☐

宝宝有没有出现黄疸？

⬤ ☐ 　　⬤ ☐ 　　⬤ ☐ 　　⬤ ☐

今天的小屁屁是不是一如既往的干燥舒爽呢？

😊 ☐ 　　🙂 ☐ 　　😐 ☐ 　　☹ ☐ 　　红臀？痱子粉！ ☐

Tips：

宝宝牙龈上有白色的"牙齿"？

在出生不久的宝宝口腔中，会看到牙龈或上腭上有黄白色或灰白色的小球，俗称马牙，医学上称"上皮珠"。马牙不是真正的牙齿，也不是病，而是胚胎发育过程中一种上皮细胞堆积而成的，会自然脱落，无须做任何处理，更不能用针挑。

哺乳状况

吃饭时间	母乳	吃了多久	奶粉	奶量	是否吐奶
:	左 / 右	min	☐	cc	☐
:	左 / 右	min	☐	cc	☐
:	左 / 右	min	☐	cc	☐
:	左 / 右	min	☐	cc	☐
:	左 / 右	min	☐	cc	☐
:	左 / 右	min	☐	cc	☐
:	左 / 右	min	☐	cc	☐

排便情况

大便	大便颜色	小便	尿量
☐	-------------------------------	☐	多 ☐ 中 ☐ 少 ☐
☐	-------------------------------	☐	多 ☐ 中 ☐ 少 ☐
☐	-------------------------------	☐	多 ☐ 中 ☐ 少 ☐
☐	-------------------------------	☐	多 ☐ 中 ☐ 少 ☐
☐	-------------------------------	☐	多 ☐ 中 ☐ 少 ☐
☐	-------------------------------	☐	多 ☐ 中 ☐ 少 ☐

睡眠状况 宝宝情绪

开始时间	结束时间	地点	哭闹时间	持续时间
:	:	--------------------------------	:	:
:	:	--------------------------------	:	:
:	:	--------------------------------	:	:
:	:	--------------------------------	:	:
:	:	--------------------------------	:	:
:	:	--------------------------------	:	:
:	:	--------------------------------	:	:

妈妈日记

今天睡得怎样?

是否服用了药物?

今天吃得怎样?

今天心情如何?

今日体温 ----------------------- 体重 ------------------- 洗澡 ☐

肚脐怎样了？

酒精消毒？ ☐ 今天擦脐粉了吗？ ☐ 脐部愈合程度 ☐ 3 4 5

今天的呼吸频率测试：每分钟 ----------- 次

☺ ☐ 😐 ☐ 😑 ☐ 😟 ☐ 超60次？去检查吧 ☐

宝宝有没有出现黄疸？

⬤ ☐ ⬤ ☐ ⬤ ☐ ⬤ ☐

今天的小屁屁是不是一如既往的干燥舒爽呢？

☺ ☐ 😊 ☐ 😐 ☐ 😟 ☐ 红臀？痱子粉！ ☐

Tips：

宝宝脱发怎么办？

1~2个月的宝宝会出现脱发现象。这会让妈妈以为没有把宝宝喂好，造成宝宝营养不良。这种现象民间俗称"奶秃"，"奶秃"的宝宝头发会变稀变黄，这是宝宝生长过程中的一种生理现象。随着宝宝月龄的增大，开始添加辅食后，脱落的头发会重新长出来。

哺乳状况

吃饭时间	母乳	吃了多久	奶粉	奶量	是否吐奶
：	左 / 右	min	☐	cc	☐
：	左 / 右	min	☐	cc	☐
：	左 / 右	min	☐	cc	☐
：	左 / 右	min	☐	cc	☐
：	左 / 右	min	☐	cc	☐
：	左 / 右	min	☐	cc	☐
：	左 / 右	min	☐	cc	☐

排便情况

大便	大便颜色	小便	尿量
☐	------------------------------	☐	多 ☐ 中 ☐ 少 ☐
☐	------------------------------	☐	多 ☐ 中 ☐ 少 ☐
☐	------------------------------	☐	多 ☐ 中 ☐ 少 ☐
☐	------------------------------	☐	多 ☐ 中 ☐ 少 ☐
☐	------------------------------	☐	多 ☐ 中 ☐ 少 ☐
☐	------------------------------	☐	多 ☐ 中 ☐ 少 ☐

睡眠状况　　　　　　　　　　　　　　　　　宝宝情绪

开始时间	结束时间	地点	哭闹时间	持续时间
：	：	----------------------------------	：	：
：	：	----------------------------------	：	：
：	：	----------------------------------	：	：
：	：	----------------------------------	：	：
：	：	----------------------------------	：	：
：	：	----------------------------------	：	：
：	：	----------------------------------	：	：

妈妈日记

今天睡得怎样？　　　　　　　　　　　　是否服用了药物？

今天吃得怎样？　　　　　　　　　　　　今天心情如何？

今日体温 ------------------- 体重 ------------------- 洗澡 ☐

肚脐怎样了？

酒精消毒？ ☐　今天擦脐粉了吗？ ☐　脐部愈合程度 ｜2｜3｜4｜5｜

今天的呼吸频率测试：每分钟 ----------- 次

😊 ☐　😐 ☐　😑 ☐　😠 ☐　　超60次？去检查吧 ☐

宝宝有没有出现黄疸？

● ☐　● ☐　● ☐　● ☐

今天的小屁屁是不是一如既往的干燥舒爽呢？

😊 ☐　😐 ☐　😑 ☐　😠 ☐　　红臀？痱子粉！ ☐

Tips：

"枕秃"需要补钙吗？

有很多父母都觉得宝宝"枕秃"是缺钙引起的，实际上，现在因缺钙引起的"枕秃"已经比较少了，并不是所有的"枕秃"都是由缺钙引起的。宝宝爱出汗，基本都是仰卧睡觉，大多数时间都是躺着度过的，如果枕头过硬，宝宝在枕头上蹭来蹭去就会把枕后的头发磨掉，出现枕秃，是一种常见原因。父母不要一看到孩子有"枕秃"，就盲目给孩子增加钙的摄入量，补钙过量反而对孩子的生长不利。

哺乳状况

吃饭时间	母乳	吃了多久	奶粉	奶量	是否吐奶
：	左 / 右	min	☐	cc	☐
：	左 / 右	min	☐	cc	☐
：	左 / 右	min	☐	cc	☐
：	左 / 右	min	☐	cc	☐
：	左 / 右	min	☐	cc	☐
：	左 / 右	min	☐	cc	☐
：	左 / 右	min	☐	cc	☐

排便情况

大便	大便颜色	小便	尿量			
☐	-------------------------	☐	多 ☐	中 ☐	少	☐
☐	-------------------------	☐	多 ☐	中 ☐	少	☐
☐	-------------------------	☐	多 ☐	中 ☐	少	☐
☐	-------------------------	☐	多 ☐	中 ☐	少	☐
☐	-------------------------	☐	多 ☐	中 ☐	少	☐
☐	-------------------------	☐	多 ☐	中 ☐	少	☐

睡眠状况 宝宝情绪

开始时间	结束时间	地点	哭闹时间	持续时间
：	：	--------------------	：	：
：	：	--------------------	：	：
：	：	--------------------	：	：
：	：	--------------------	：	：
：	：	--------------------	：	：
：	：	--------------------	：	：
：	：	--------------------	：	：

妈妈日记

今天睡得怎样？

是否服用了药物？

今天吃得怎样？

今天心情如何？

宝宝生活记录：第　　周；第　　天

今日体温 ----------------- 体重 ----------------- 洗澡 □

肚脐怎样了？

酒精消毒？ □　　　今天擦脐粉了吗？ □　　　脐部愈合程度 □ 3 4 5

今天的呼吸频率测试：每分钟 ---------- 次

☺ □　　😐 □　　😑 □　　☹ □　　超60次？去检查吧 □

宝宝有没有出现黄疸？

● □　　● □　　● □　　● □

今天的小屁屁是不是一如既往的干燥舒爽呢？

☺ □　　😐 □　　😑 □　　☹ □　　红臀？痱子粉！ □

Tips：

给宝宝洗澡需要使用香皂吗？
不到6周大的宝宝洗澡，不必每次都用婴儿专用香皂，因为频繁使用会损伤宝宝皮肤上天然的脂质层，不利于皮肤保护。新生儿洗澡时用清水洗即可，用肥皂也容易让宝宝的身体滑腻，易导致将宝宝滑脱出手的危险情况。所以，除非有特别需要，一般不建议用婴儿香皂或肥皂。

哺乳状况

吃饭时间	母乳	吃了多久	奶粉	奶量	是否吐奶
：	左 / 右	min	☐	cc	☐
：	左 / 右	min	☐	cc	☐
：	左 / 右	min	☐	cc	☐
：	左 / 右	min	☐	cc	☐
：	左 / 右	min	☐	cc	☐
：	左 / 右	min	☐	cc	☐
：	左 / 右	min	☐	cc	☐

排便情况

大便	大便颜色	小便	尿量
☐	------------------------------	☐	多 ☐ 中 ☐ 少 ☐
☐	------------------------------	☐	多 ☐ 中 ☐ 少 ☐
☐	------------------------------	☐	多 ☐ 中 ☐ 少 ☐
☐	------------------------------	☐	多 ☐ 中 ☐ 少 ☐
☐	------------------------------	☐	多 ☐ 中 ☐ 少 ☐
☐	------------------------------	☐	多 ☐ 中 ☐ 少 ☐

睡眠状况　　　　　　　　　　　　　　　　　　　　　　宝宝情绪

开始时间	结束时间	地点	哭闹时间	持续时间
:	:	-----	:	:
:	:	-----	:	:
:	:	-----	:	:
:	:	-----		:
:	:	-----	:	:
:	:	-----	:	:
:	:	-----	:	:

妈妈日记

今天睡得怎样?　　　　　　　　　　　是否服用了药物?

今天吃得怎样?　　　　　　　　　　　今天心情如何?

今日体温 ---------------- 体重 ---------------- 洗澡 ☐

肚脐怎样了？

酒精消毒？ ☐　今天擦脐粉了吗？ ☐　脐部愈合程度 `1 2 3 4 5`

今天的呼吸频率测试：每分钟 ------------ 次

☺ ☐　☺ ☐　☺ ☐　☹ ☐　　超60次？去检查吧 ☐

宝宝有没有出现黄疸？

⬤ ☐　◍ ☐　◍ ☐　◌ ☐

今天的小屁屁是不是一如既往的干燥舒爽呢？

☺ ☐　☺ ☐　☹ ☐　☹ ☐　　红臀？痱子粉！ ☐

Tips：

如何让宝宝情绪平静入睡？

要让宝宝平静放松下来，身体接触、吮吸、有节奏温和的晃动、声音都可行。
先吸引触觉、听觉、视觉乃至嗅觉中一种或几种感觉，平静是一种状态并非完
全不哭泣才算平静，平静时能感受到情绪的张力正在逐渐地减小，逐渐可控。

哺乳状况

吃饭时间	母乳	吃了多久	奶粉	奶量	是否吐奶
：	左 / 右	min	☐	cc	☐
：	左 / 右	min	☐	cc	☐
：	左 / 右	min	☐	cc	☐
：	左 / 右	min	☐	cc	☐
：	左 / 右	min	☐	cc	☐
：	左 / 右	min	☐	cc	☐
：	左 / 右	min	☐	cc	☐

排便情况

大便	大便颜色	小便	尿量
☐	-------------------------------	☐	多 ☐ 中 ☐ 少 ☐
☐	-------------------------------	☐	多 ☐ 中 ☐ 少 ☐
☐	-------------------------------	☐	多 ☐ 中 ☐ 少 ☐
☐	-------------------------------	☐	多 ☐ 中 ☐ 少 ☐
☐	-------------------------------	☐	多 ☐ 中 ☐ 少 ☐
☐	-------------------------------	☐	多 ☐ 中 ☐ 少 ☐

睡眠状况　　　　　　　　　　　　　　　　　　宝宝情绪

开始时间	结束时间	地点	哭闹时间	持续时间
：	：	------------------------	：	：
：	：	------------------------	：	：
：	：	------------------------	：	：
：	：	------------------------	：	：
：	：	------------------------	：	：
：	：	------------------------	：	：
：	：	------------------------	：	：

妈妈日记

今天睡得怎样？

是否服用了药物？

今天吃得怎样？

今天心情如何？

宝宝生活记录：第　　周；第　　天

今日体温 .... 体重 .... 洗澡 ☐

肚脐怎样了?

酒精消毒? ☐　　　今天擦脐粉了吗? ☐　　　脐部愈合程度 ☐ 3 4 5

今天的呼吸频率测试：每分钟 .... 次

☺ ☐　　　☺ ☐　　　☹ ☐　　　☹ ☐　　　超60次? 去检查吧 ☐

宝宝有没有出现黄疸?

● ☐　　　● ☐　　　● ☐　　　☐

今天的小屁屁是不是一如既往的干燥舒爽呢?

☺ ☐　　　☺ ☐　　　☹ ☐　　　☹ ☐　　　红臀? 痱子粉! ☐

Tips：

宝宝满月了是否要加配方奶和辅食?

满月意味着宝宝结束了 28 天的新生婴儿期，开始升级进入婴儿期。而母乳依然是他们最好的食物。纯母乳喂养应持续 4～6 个月。添加辅食后，母乳也应喂到两岁或更长时间。有条件的话还是坚持母乳喂养。没有条件的话，可以逐步降低母乳喂养所占份额，代之以配方奶粉。

哺乳状况

吃饭时间	母乳	吃了多久	奶粉	奶量	是否吐奶
：	左 / 右	min	☐	cc	☐
：	左 / 右	min	☐	cc	☐
：	左 / 右	min	☐	cc	☐
：	左 / 右	min	☐	cc	☐
：	左 / 右	min	☐	cc	☐
：	左 / 右	min	☐	cc	☐
：	左 / 右	min	☐	cc	☐

排便情况

大便	大便颜色	小便	尿量
☐	----------------------------	☐	多 ☐ 中 ☐ 少 ☐
☐	----------------------------	☐	多 ☐ 中 ☐ 少 ☐
☐	----------------------------	☐	多 ☐ 中 ☐ 少 ☐
☐	----------------------------	☐	多 ☐ 中 ☐ 少 ☐
☐	----------------------------	☐	多 ☐ 中 ☐ 少 ☐
☐	----------------------------	☐	多 ☐ 中 ☐ 少 ☐

睡眠状况   宝宝情绪

开始时间	结束时间	地点	哭闹时间	持续时间
：	：	--------------------------	：	：
：	：	--------------------------	：	：
：	：	--------------------------	：	：
：	：	--------------------------	：	：
：	：	--------------------------	：	：
：	：	--------------------------	：	：
：	：	--------------------------	：	：

妈妈日记

今天睡得怎样?   是否服用了药物?

今天吃得怎样?   今天心情如何?

Photo Here ^0^~

满月纪念~

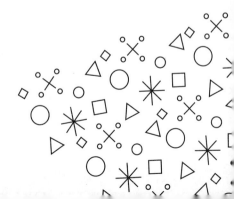

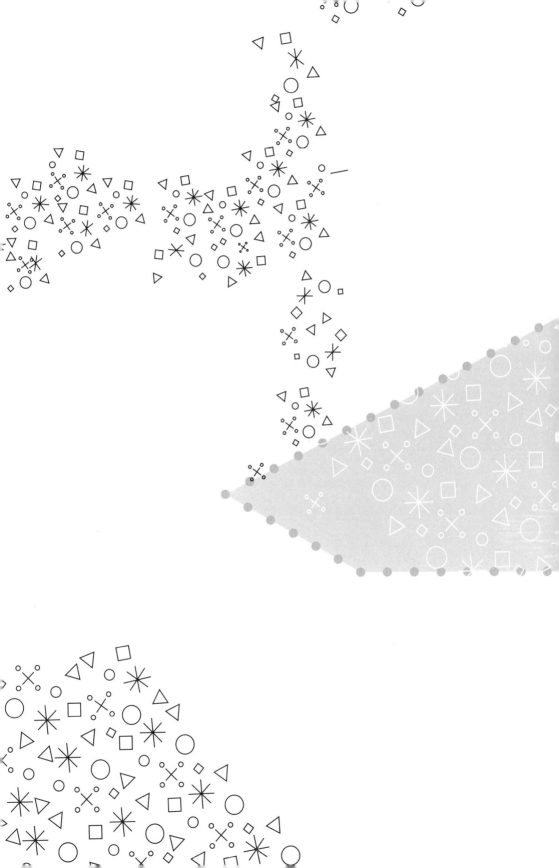

涂鸦区：